重低音と
倍音が心を洗う
CD
ブック

聴くだけ瞑想

アボリジニの超絶民族楽器
ディジュリドゥを体感しよう!

星 祐介
ディジュリドゥ・プレイヤー
インドリシケシュ
ヨガ教師福利協会登録教師

BAB JAPAN

はじめに

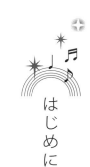

さて、瞑想って何だろう？

周りと調和をはかる手段。自分自身のポテンシャル（潜在能力）を１００％使用するための太古からの方法（一説によると人間は潜在能力の30％しか使っていないらしい）。自分自身で行なう自己調整方法。集中力をつけるトレーニング。自己ストレス排出法。明日への活力を生むもの……。

これらすべてだ。でも、いっそのこと、こんなのはどうだろう。

人生考えすぎるとろくなことがない。たまにはゆっくり座って、体だけでなく、脳を、そして心、精神を休ませよう。瞑想にはそういう働きがある。

誰でも大なり小なり、悩みやストレスはあるだろう。明日のことを考えると不安になったりもするだろう。それらの正体は簡単である。

〝思考〟だ。

〝思考〟から逃れられたら、あるいは超越できたらたいがいのストレスは消えてしまう。それが心を休ませるということだ。

でも、ただグウと寝ることとは違う。休ませた上で自分の感覚をさらに冴えさせ、研ぎ澄ます。どんな状況になってもいつもと変わらぬ自分を出していく。環境に左右されない強い心を持つ。それが瞑想なのだ。

ところで、皆さんは瞑想を修行の一つというイメージをお持ちではないだろうか。もちろんそういう一面はあるが、難行苦行、長いこと時間をかけて続けていった末でないと決して辿り着けない……というものでは必ずしもない。

瞑想は〝技術〟ではなく〝在《あ》りよう〟だ。だから、実は簡単と言えばものすごく簡単なのだ。

本書は、とてつもなく簡単な瞑想を提案する、という試みである。

何しろ、音を聴くだけなのだ。

聴く音はアボリジニの伝統民族楽器〝ディジュリドゥ〟。

重低音と豊かな倍音が特徴的なその音色は、まだ生まれる前の赤ちゃんが胎内で聴く、母親の鼓動音に似ていると言われている。

想像してみてほしい。水の中で聴く心臓の奏でる音色を。人間の体の80パーセントは水なので、私たちは母親のおなかの中で、水伝導や骨伝導を通じて、かなり大きい音で聴いていたのだろう。

詳細は本編でお話しするが、〝ディジュリドゥ〟を聴くだけで瞑想になる秘密は、その音に豊富に含まれる倍音成分にある。その音は言わば〝身を委ねざるを得なくなる音〟だ。一所懸命聴こうとする必要なんてない。聴こえてくる音に身を委ねればいいだけだ。

いきなり付属CDを聴いて下さってもいいが、まずは本書を読んでみていただきたい。

いや、やはり先にCDを聴いて下さってもかまわない。どうか自由にしてほしい。だって、強制されるなんて、誰だって嫌ではないか。

本書の隠れたテーマは実は〝開放〟だ。

本書で提案するのは、〝開放〟の瞑想なのだ。

皆さんがご自身を〝開放〟する手助けに本書がなれたら、こんなにうれしいことはない。

星　祐介

2019年10月

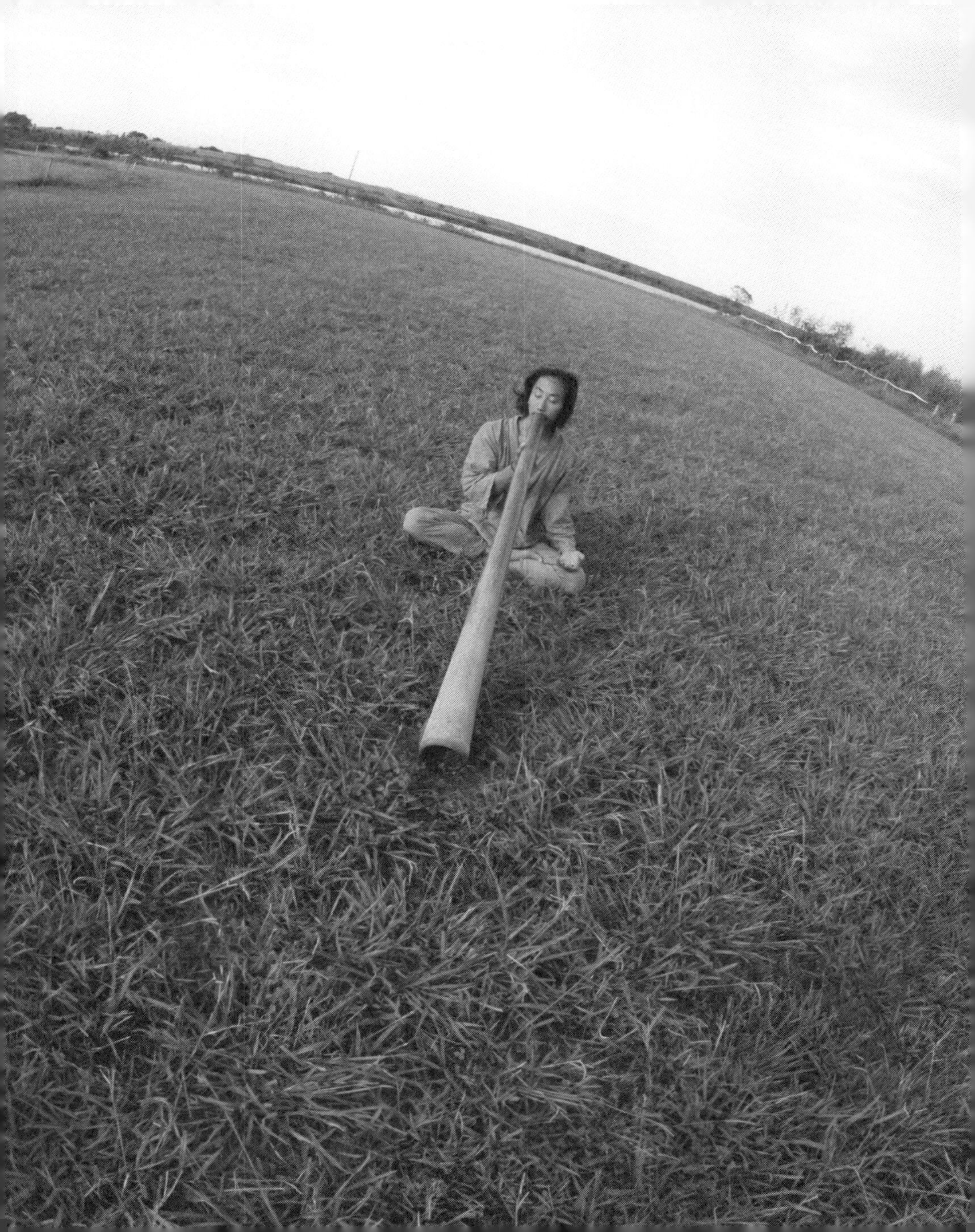

第5章

さまざまな瞑想——73

第6章 〝開放〟のススメ――101

西オーストラリア　スカボロービーチ

第1章

瞑想とは?

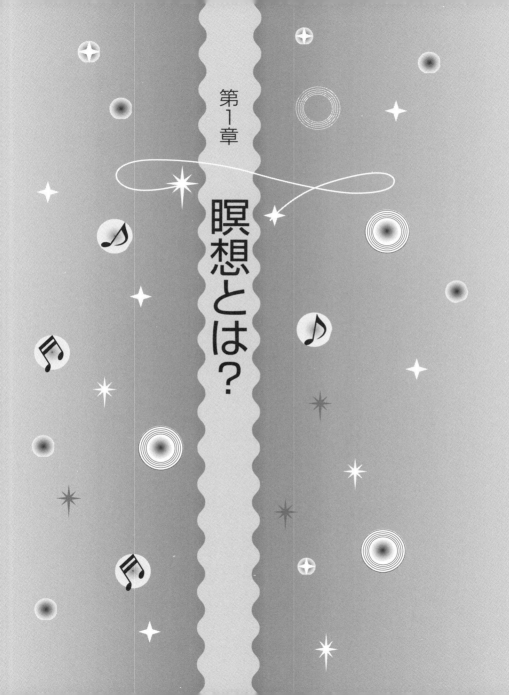

①疲れてない？

聞くところによると、江戸時代の人々が一生で手に入れられる情報量が、現代の社会ではたったの1日で手に入れられるらしい。

今は職場、学校、パソコン、メール、テレビ、新聞、ラジオ、ネットTV、そしてSNS……、あらゆる角度で情報が乱舞している。良いものも悪いものもだ。

物事の価値観だって錯綜している。何がいいんだか悪いんだか。自分自身が保てずに流されざるを得なかったりする。

その結果、精神病や、うつ病、自律神経失調症から、さまざまな現代病を呼ぶストレス社会を作ってしまっている。

便利になり、何でも簡単に手に入り、街には深夜でもコンビニが点在していて、欲しい物がすぐ手に入る。お金があれば何でも手に入れられる。

何でも手に入ったら、幸せなのだろうか？

知りたい事が知れるのは、それは素晴らしいことだ。そんな情報ならいくらあってもいい。でも、知らなくていいこと、知りたくもないことの情報にまで、振り回されてはいないだろうか？

そんな情報まで、〝なくてはならないもの〟と考えさせられてしまってはいないだろ

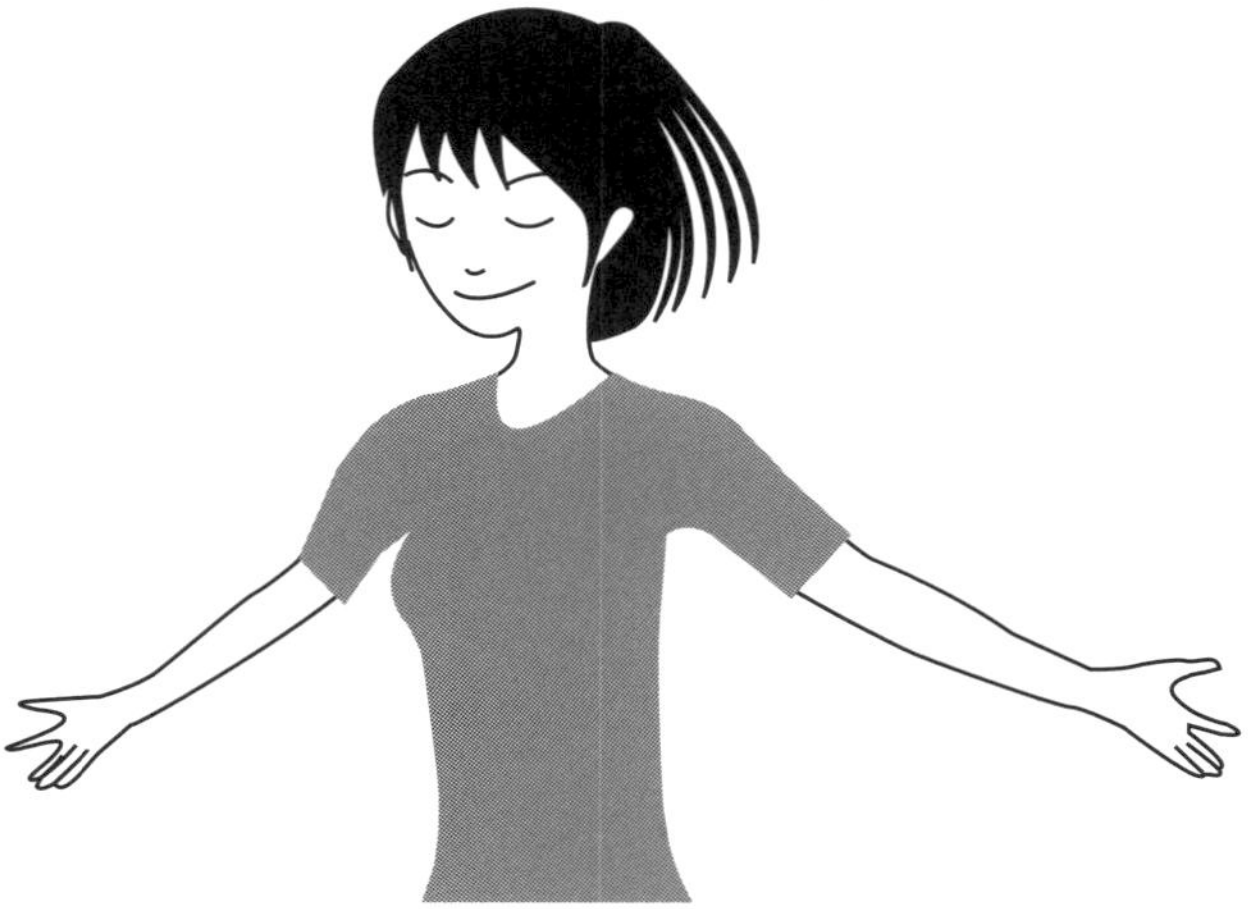

うか？
　そんな風では、きっと疲れてしまうだろう。あなたは疲れていないだろうか？
　風を感じてみるといい。あなたの体をなでるように吹き抜ける風を。そうしたら、結局あなたはその身一つの存在であることに気が付くだろう。それはきっと、スマホいじりに夢中になっている間は、とんと気がつかなかった感覚だろう。
　三蔵法師は、病人に対してまずなにをしたかというと、何日間かの断食を勧めたそうだ。そして食養へ。それでも治らなかったら、薬（ハーブや漢方など）を投薬したそうだ。それが本当の医者の形だと私は思っている。それに対して、この体、この身一つで何ができるか。……古代からの原始自己調整テクニック、瞑想なのだ。

ゆっくりと呼吸を整えて、自分の体にゆっくりと焦点を合わせる。雑念もたくさん浮かんでくるが、放っておく。毎日少しずつ、長く、深い呼吸を練習していると、だんだん心眼が開いてくる。何が本当に大事で、何が必要なのかと。

心配ごとや悩みごとなども放っておくと病気に繋がってくる。したがって、強い精神力はこの現代社会において必要不可欠だ。だって、あなたの身を脅かすストレスは、どんどん増して、強力になっていくばかりなのだから。

瞑想はあなたの潜在能力を開放する。あなたの本当にやりたいことへのエネルギー、明日へのパワーを生み出す。

強い精神力などと言うと、何か筋トレのように鍛えなければならないもののように思ってはいないだろうか？　あれもこれもと自分に付け足さなければならないもののように思ってしまってはいないだろうか？

そんな風では疲れてしまう。

すべて、あなたの中にあるもの。本当はそれだけのことなのに。

② なくしてもなくならないもの

私は、ディジュリドゥやさまざまな楽器を演奏しながら、世界30か国以上を旅してきた。

オーストラリアでの出来事だ。当時、私はバイポーラー（二重人格）の素晴らしい才能のある画家の方と同居していた。アブストラクトな絵のセンスは一級品で、アートに関する知識もさることながら、たぶん音楽の楽曲制作へとそのイマジネーションが昇華されていっただろう。何度か絵の描き方も勉強させてもらった。「まっすぐに線が描けるか？」そんなことを言われたものだ。しかしある日、カナダで音楽活動をしていた私に、メールでこう言ってきた。

「お前の荷物、全部捨てたから」

一瞬何のことだかわからなかったが、すぐに理解できた。あのトルコのダラブッカも、オーストラリアで買った大事なスライドディジュリドゥも、インドから大切に持って来たシンギングボールも、思い出の詰まったお洋服すべても、すべてなくなったのだ。まあ、変わりやすい心だったのは知っていたつもりだったが、半年離れるとこうなるのか、と思ってその時は少し落ち込んだが、すぐに気持ちを切り替えた。

事例その2。西アフリカのセネガルにて、サバールという伝統の太鼓を修行していた時の話だ。当時私はカナダで購入したジブラルタルのリモートケーブル付きカホン（ワイヤーケーブル仕様。600ドルくらい）を持って旅をしていた。危ないよと思いつつ、へっちゃらだよとか言われて路線バスの上にくくりつけられた私の楽器は、ある瞬間、もの凄い音とともに後方の道路へと転落して、そのまま後続のトラックにひかれてしまった。漫画のようにどこかへすっ飛んで行ってしまい、運転手は早く止まってくれと訴える私の勢いに圧され、止まってくれた。みんなで楽器を探したが、真夜中真っ暗闇の西アフリカセネガルの道路では、まったく何が何だかわからない。悲しい楽器の末路だった。

事例その3。ドイツのミュンヘンにて、路上でCDを売りながら演奏していたら、セッションをしたいという人が現れたので、一緒に演った。たくさんの人に囲まれて盛り上がっていたが、ふと気がつくとその彼は、太鼓を持って姿を消していた。その太鼓はインドのリシケシュで2週間かけて作った、素晴らしい高音のでるお気に入りの太鼓だった。…んだけどね。

どうだろう。あ、自分けっこう幸せだなんて思ったろうか？　ここだけ読むと悲惨な旅のようだが、10年も海外で生活していると、本当にいろいろあるものだ。でも、結局自分自身と言えるものはこの身一つ。物に執着したってつまらない。このへんも結局、瞑想のようなもののような気がする。

物に対する執着心がやわらぐと、人生が少し生きやすくなるかもしれない。荷物は少ない方が旅（人生も）しやすいしね。

あと、路上で演奏していると、心が本当に鍛えられる。もし、あなたに何か特技があるなら、瞑想と一緒に合わせて、トライするのもいいかもしれない。健闘を祈るぜ。

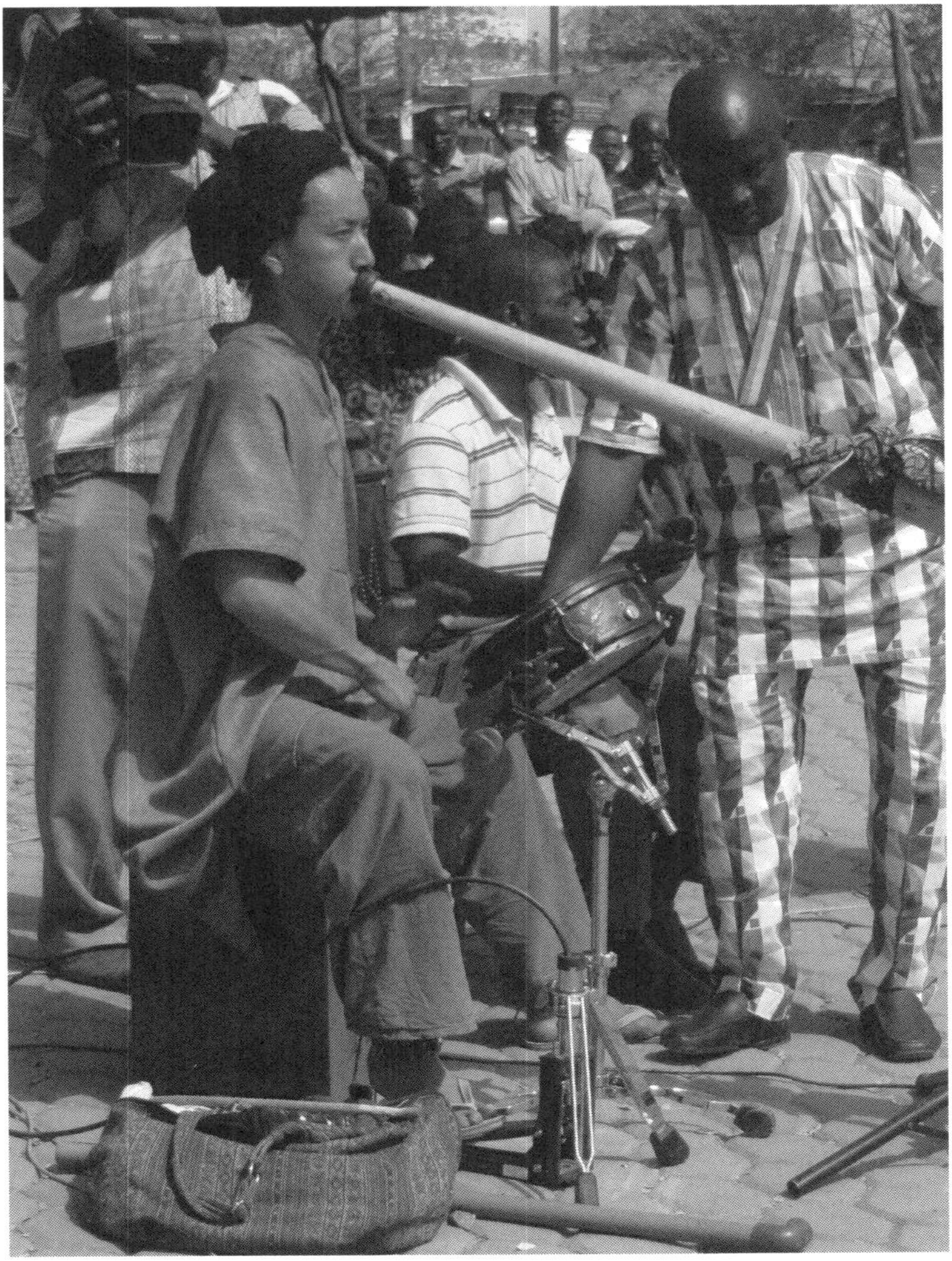

西アフリカ、ブルキナファソの音楽フェスティバルにて。

3 瞑想でやっていること

瞑想って、どうやったらいいの？

何をやるにも〝やり方〟というものがある。

それは後でいろいろご紹介するが、大事なのは〝やり方〟ではない。その大事なところをここでお話ししておきたい。

多くの方がイメージしているように、まず目を瞑ればいい。

なぜ目を瞑るのか？

それは、視覚以外の感覚を意図的に〝開く〟ためだ。

人は日頃、外界からの情報の８〜９割を視覚から得ているらしい。これではもうまるで〝見るだけ〟。他の感覚はサボっているような状態だ。だから、視覚をシャットダウンしてみる。すると、眠っていた感覚が働き出すのを感じられるだろう。こんな音が鳴っていたのか。肌にはこんなものが触っていたのか。こんな匂いがしていたのか。どれも感覚が閉じていたから感じないでいただけの、当たり前にずっとそこにあったもの。

当たり前にあるものに気付く作業、とも言えるかもしれない。悩みだってストレスだって、何か大事な存在に気付けないでいるから、苦しいだけかもしれない。すぐそばであなたを見守り続けている、心強い味方、とかね。

でも、「気付きなさい」と言われて「気付かなきゃ」と頑張るのとは違うところに注意。

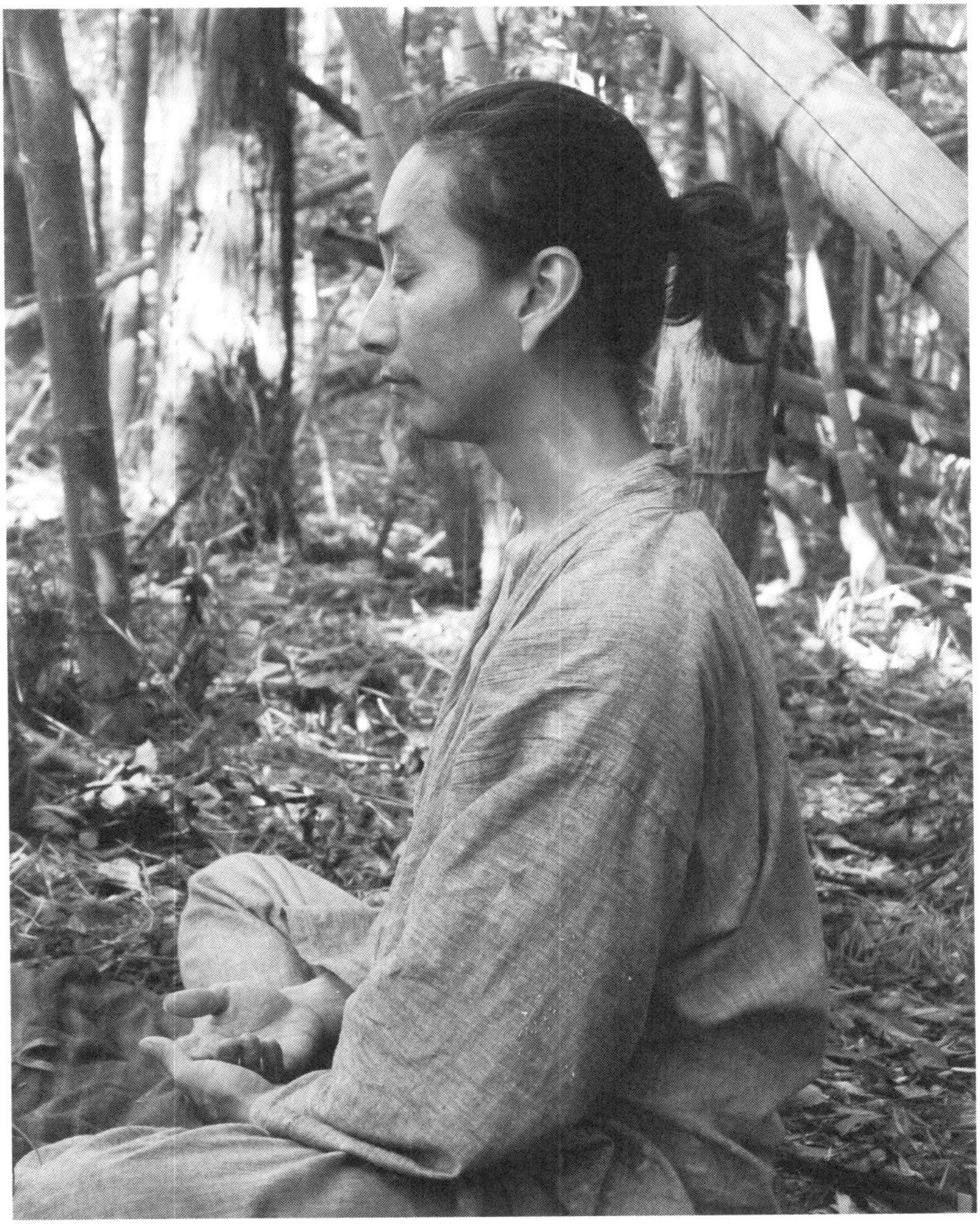

「今、あなたの右側にあるものはなんですか？」

右腕を伸ばしてみる。右手が何かに触れる。どうやら木だ。右側に木があることに気付けました。……じゃしようがない。それは思考と作為の延長線上にあるものだ。

感覚を開けばいいのだ。揺れる葉の音かもしれない。木の香りかもしれない。太い幹によって歪められた風の流れかもしれない。そういった情報の数々は、さっきからずっと当たり前にそこにあったのだ。

頑張る必要はない。当たり前にあるものを当たり前に受け止められるようになるだけでいいのだ。

ちなみに、そういった情報はスマホでかき集める類のものとは違って、いくらあってもあなたを疲れさせない。

人間だって動物達だって、実は普段から厖大な数、種類、量の情報を受け取りながら生活しているのだ。パンクしたりなんてしない。生き物の感覚を、ナメてもらっては困るのだ。

4 瞑想の3要素

あなたは瞑想を、何のためにしたいと思うのだろうか？

ひとときの安楽、という人もいるかもしれないし、ある境地に至りたい、という人も

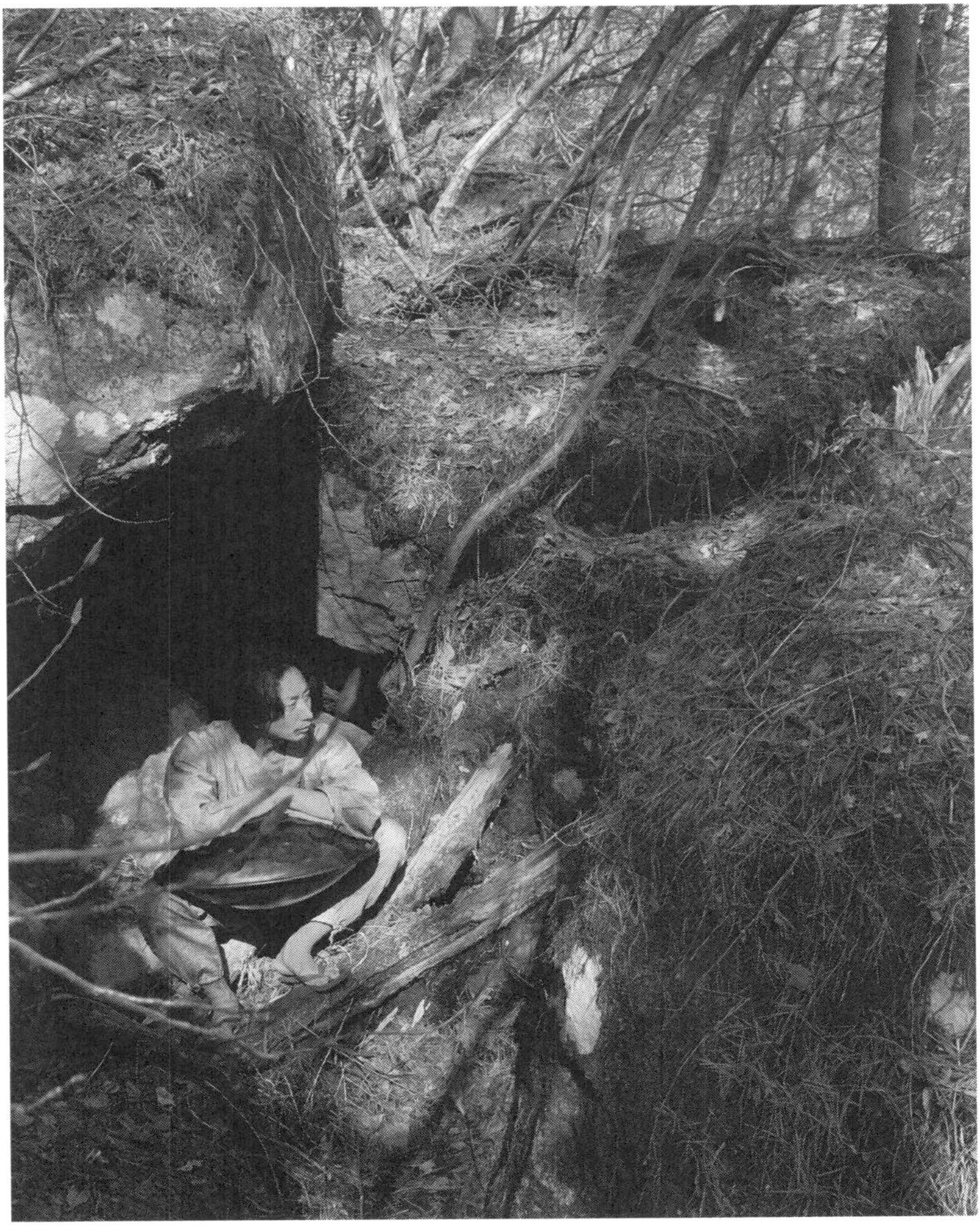

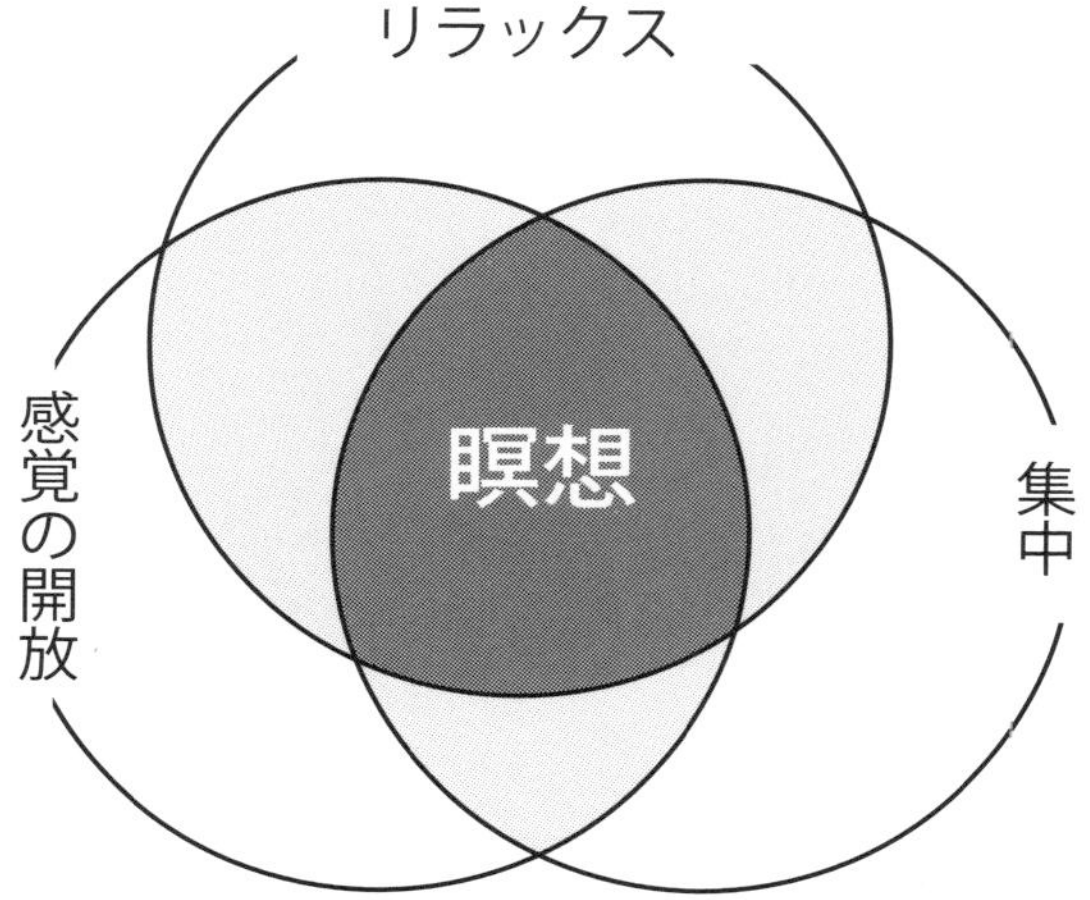

いるかもしれない。

瞑想をやることによって得られるもの、というと、けっこう人それぞれ、解釈は違っているものなのではないかと思う。

それは、形だけ似せても、その中身がけっこう違っている、ということでもあると思う。

筋トレなんかだと、その形の運動さえすれば、誰でもだいたいそこの筋肉が鍛えられる、というのが決まってくる。しかし、瞑想の場合、この形で座って目を瞑ってさえいれば○○が〜などという訳にはいかない。

いろいろな瞑想があっていい。実際、いろいろな瞑想が、ある。

でも私は、瞑想によって得られるものをここで定義したいと思う。この本を手にしてくれた方の期待には、おおむね応えられているものだと思う。

それは3つ。「リラックス」と「集中」と「感覚の開放」だ。

もしかしたら「リラックス」と「集中」を真反対のイメージにとらえている方もいるかもしれない。「リラックス」は〝フワーッ〟、「集中力」は〝ギューッ〟だからみたいな。

実はこれらは相反するものではない。だいたいが、「リラックス」していなければ真の集中などできない。〝ギューッ〟と緊張していて、何か良い結果が出せるだろうか？

「リラックス」と「集中」と「感覚の開放」は多分にダブっている。スポーツなどで、いわゆる〝ゾーン〟と呼ばれるような、本人が驚くほどの優れたパフォーマンスを発揮できる状態も、このダブり部分にあると思う。

とは言え、先の「リラックスと集中力を真反対にとらえてしまう」方が少なくなかろうように、ここの実現がけっこう難しい。集中しようとするとどうしても〝ギューッ〟となってしまう。そんな生真面目なあなたは、きっと肩凝り持ちだろう。

実は、何をやるにしても〝最善〟が為せるのがこのダブリ部分なのだ。何をやるにしても、だ。あまり例外はないと思う。

スポーツをやるにしても、アイデアを出す仕事をするにしても、そしてストレスや逃げ出したくなるほどの悩みに直面した時にもだ。

ただ眠って悩みをやり過ごせるならば、こんな楽なことはない。しかし、眠って次の

"リラックス"へのヨガアプローチ

スプタバッダコーナーサナ（寝た合蹠のポーズ）

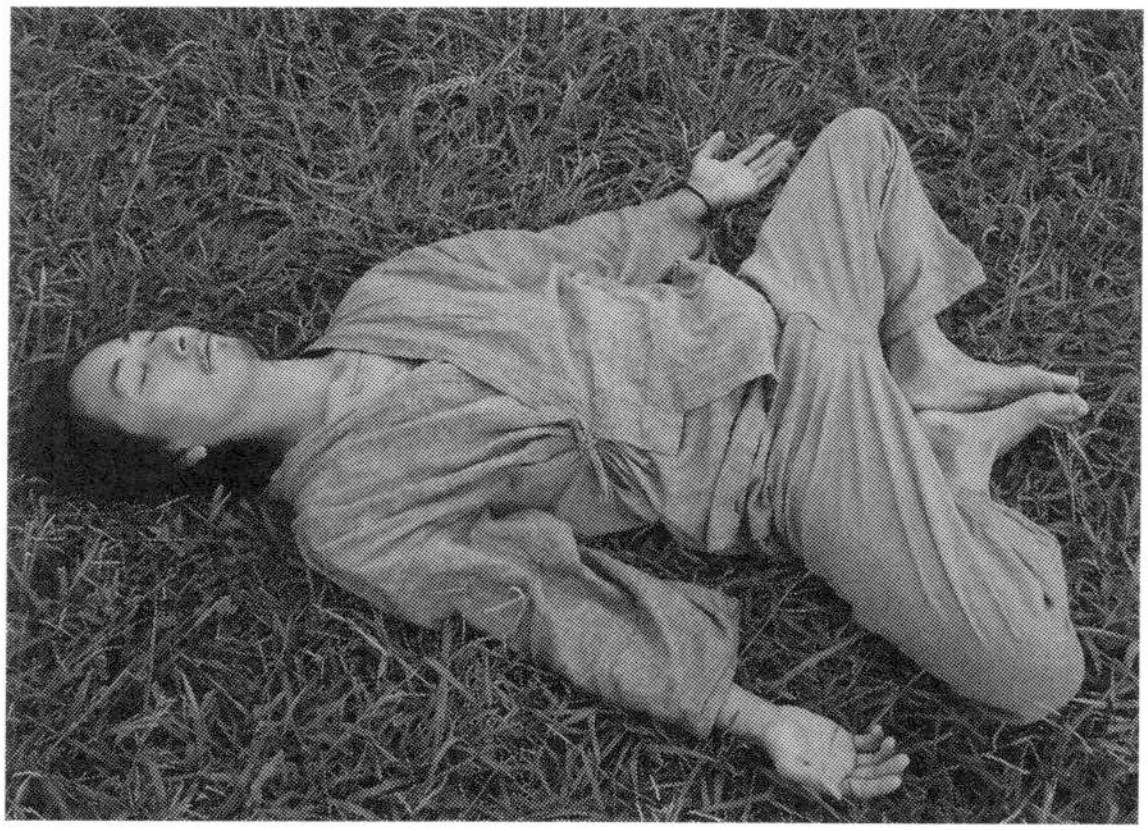

ただ寝ているだけのようなシャバーサナ（屍のポーズ）もいいが、少し体に変化のあるアーサナもリラックスを意識しやすい。寝た姿勢ゆえに全身の力をくまなく抜く事ができる。股関節を無理に広げようとしなくともよい。

朝が来たら、また同じ悩みに直面するだけである。「リラックス」だけでは駄目なのだ。

感覚が閉じていれば、それは状況がみえないということだ。それでは何も打開できない。みえてもいないで、"その時の最善"ができようはずもない。みえなければ、おそらくリラックスもできず、恐怖や不安が増すばかりだろう。

この"最善ができる状態"を作るのがいかに難しいことか。その、本当に大事な核のような部分、すなわち「リラックス」「集中」「感覚の開放」を同時にいきなり手に入れられるのが瞑想なのだ。

この3要素それぞれにフィジカルからアプローチする方法もヨガにはある（写真参照）。

こうしてみると3つの要素がイメージ

"集中"へのヨガアプローチ
エーカパーダアドムカシュヴァーナーサナ（スコーピオンのポーズ）

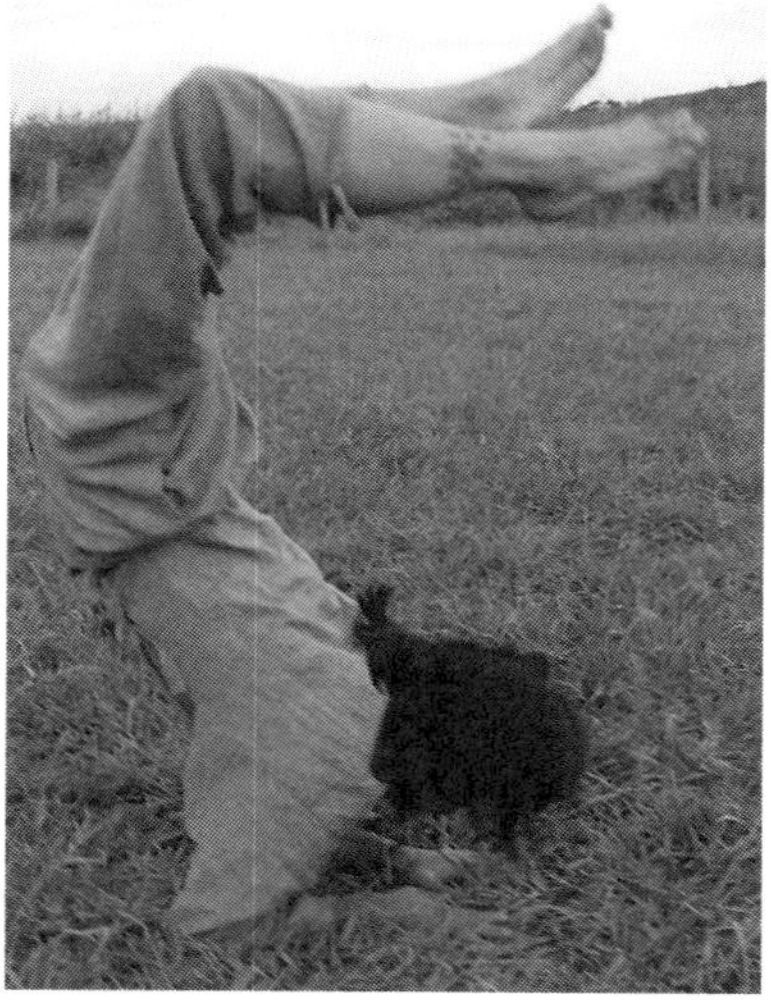

三点倒立の状態から頭を上げて腕だけで体勢を維持する。腕力はそれほど必要としないが、バランスを精妙に取り続ける感覚が必要。重心を固定化しようとするよりも、重心の揺らぎに神経を集中させ、即時に体で反応する事が大切。

"感覚の開放"へのヨガアプローチ
カルナピーダーサナ（耳を膝ではさむポーズ）

頭と体を上下逆転させる体勢はそれだけで血流が変化するので、そこを感じ取る、普段は意識されなかった感覚が開かれる。さらに膝で耳を塞ぐことで通常は聴こえない鼓動音や呼吸音が聞こえるようになり、自分自身に向けた感覚が開放されていく。

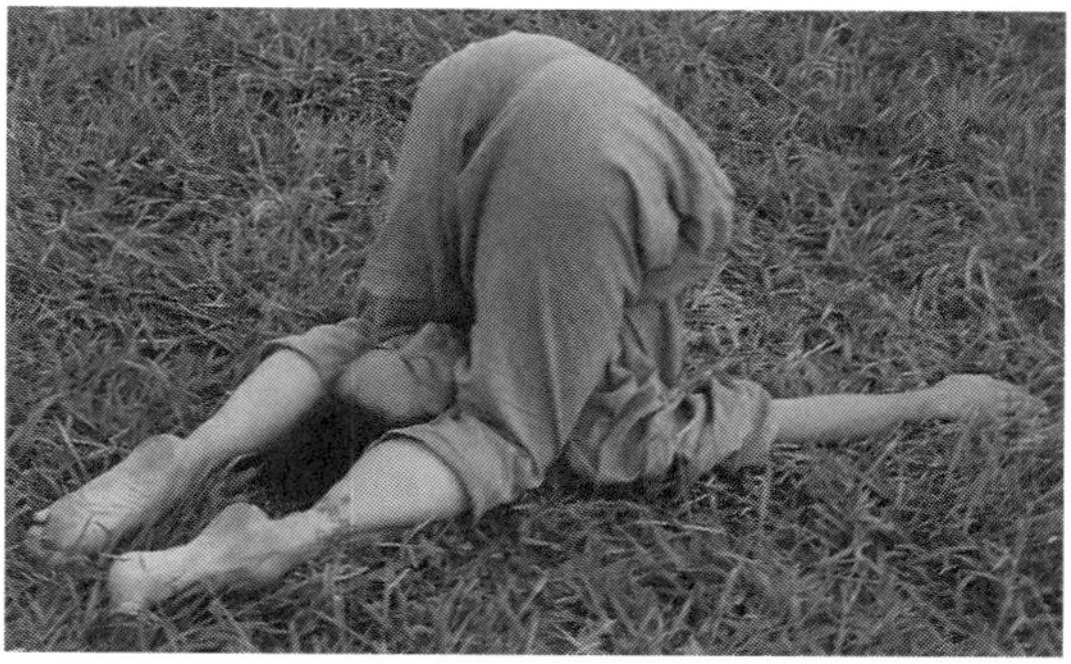

しやすくなると思う。

こんな風に、「リラックス」を主に追究できるアーサナ（ポーズ）もあれば、「集中」や「感覚の開放」を追究しやすいアーサナもあるので、これらを並行的に行なっていくのが通常なのだ。でももちろん、それぞれのアーサナは「リラックス」とか「集中」「感覚の開放」だけが目的な訳ではなくて、複数の目的・効用が含まれている。それだけに、目的を見失いがちなところもある。

言ってみれば、何だってそうなのだ。

例えば、ダンサーがステージに立つ。「リラックス」も「集中」もできていなければ良いパフォーマンスができないのは当然だが、「感覚」が閉じてしまって場が感じられないような状態では、その瞬間ならではの動きはでてこないだろう。独りよがりのダンスになってしまうと思う。つまり、ダンサーはステージ上でのダンスの中で自然に「リラックス」「集中」「感覚の開放」を追究している、と言える。

「リラックス」「集中」「感覚の開放」の追究はいろいろなものに含み持たれている。だが、そこをきちんと意識して、瞑想やヨガを行なってみるのは、また格別の効果があがるのではないかと思う。

第2章

音と瞑想

——ディジュリドゥの音の秘密

①倍音と〝脱思考〟

あなたがストレスや悩みを抱えているならば、それはどんな事だろうか？　どんな時にそれが顔を出してあなたをつらい状態にさせてしまうだろうか？

それはきっと通勤通学の電車内、あるいは部屋でぼうっとしている時、実のない会議やつまらない授業中、ふと考え事をしてしまった時に浮上してくるのではないだろうか？

ストレスや悩みなんて個人個人によって全然違うはずだけれど、この点はきっと共通項だと思う。

要するに「思考」があなたを悩ませるのだ。

一方、そのストレスや悩みが去来し始めた時、あなたの周りでどんな音がしているか、あなたの体の状態はどんなであるのか、そういった感覚はきっとシャットダウンされてしまっているだろうと思う。

触覚、聴覚、視覚、嗅覚、皮膚から身体の奥底にまで存在するはずの細やかな身体感覚がすべてシャットダウンされた状態で嫌な「思考」をさせられているのが「ストレス状態」なのだ。

瞑想とは、「周りの音が耳に入って来ない状態」だと思っている方もいるのではない

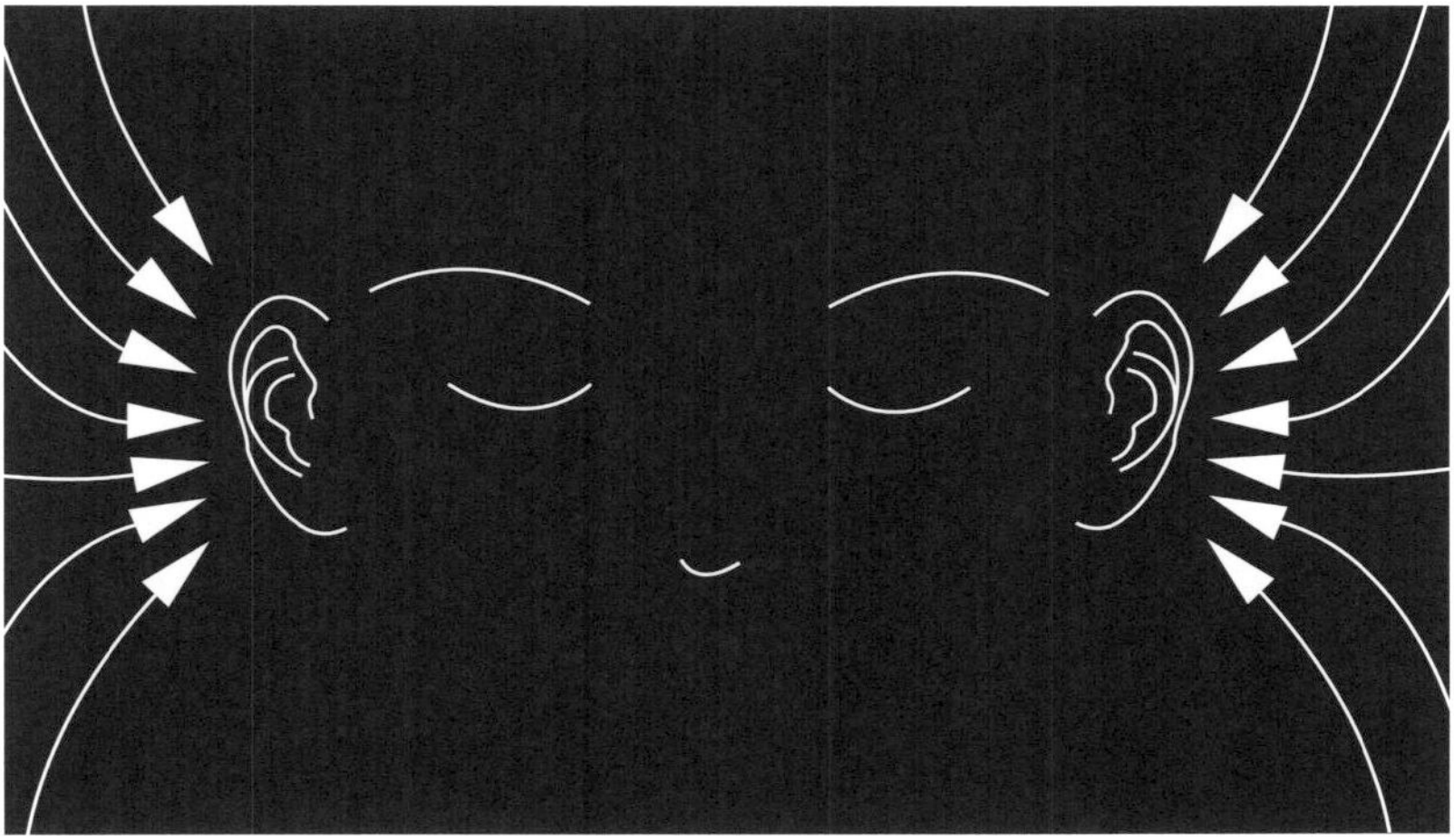

だろうか？　逆である。周りの音のすべてがそのまま入って来るほどに感覚が研ぎ澄まされた状態、を作っていくのが瞑想だ。どんな音が入って来ても惑わされない。ここには余計な「思考」は入ってこない。

瞑想も本質は「集中」なのだ。「集中」するのは「疲れる事」のように思っている方もいるかもしれないが、前章でお話ししたように、これも逆である。あなたの思っている「疲れる集中」は、思考し続ける事だ。子供のころに無理矢理勉強させられたあの時のように。

思いっきりリラックスしなければ、実は感覚なんてものも働いてこない。不要な凝り固まりを解いて、リラックスして、人間本来の状態を取り戻そうとするのが瞑想だ。だから、瞑想は体を、人間本来の健全な状態にしてくれると同時に、余計なストレスも霞を払うように取り除いてくれる。

音は瞑想を助ける働きをする。ただ、その種類による。「思考」させられてしまうような音は、瞑想には向かない。

思考せずに身を委ねられるような音は瞑想を助けてくれる。波や風といった自然の音、胎内にいる時に聴いた母親の鼓動音、など、それはいくつもある。

それらに共通した特徴が、倍音が豊かなことだ。逆に倍音があまりないソリッドな音というのは、意識がそこに方向性を持って向かってしまい、「思考」が誘起されやすい。

そもそも音というものは、さまざまな周波数の音が重なりあって構成されている。音楽的に言えば、その中で最も卓越した周波数の音が、この音は「ド」だとか「レ」だとか、そういう風に判定されるようになるのだ。

楽器というのはだいたいそれが「判定されやすい」ような音に作られている。片手一本指で「ドレミファソラシド」と弾いてるのに、重なって違うメロディが聴こえてきたら、それはピアノ的にはかなり問題だ。

「ドレミファソラシド」と弾かれたら、もう、その音階に意識が行ってしまうだろう。すべての指を駆使して演奏しても、それは「複数のメロディが意図的に組み合わされた音」だ。ある種の「思考」をさせられやすい音になる。心地よくはあってもだ。

先に申し上げたように、音はすべて、複数の周波数が混在して成立している。「ド」に聴こえる音の中には「レ」も「ミ」も存在している。小さくてとらえきれないだけだ。

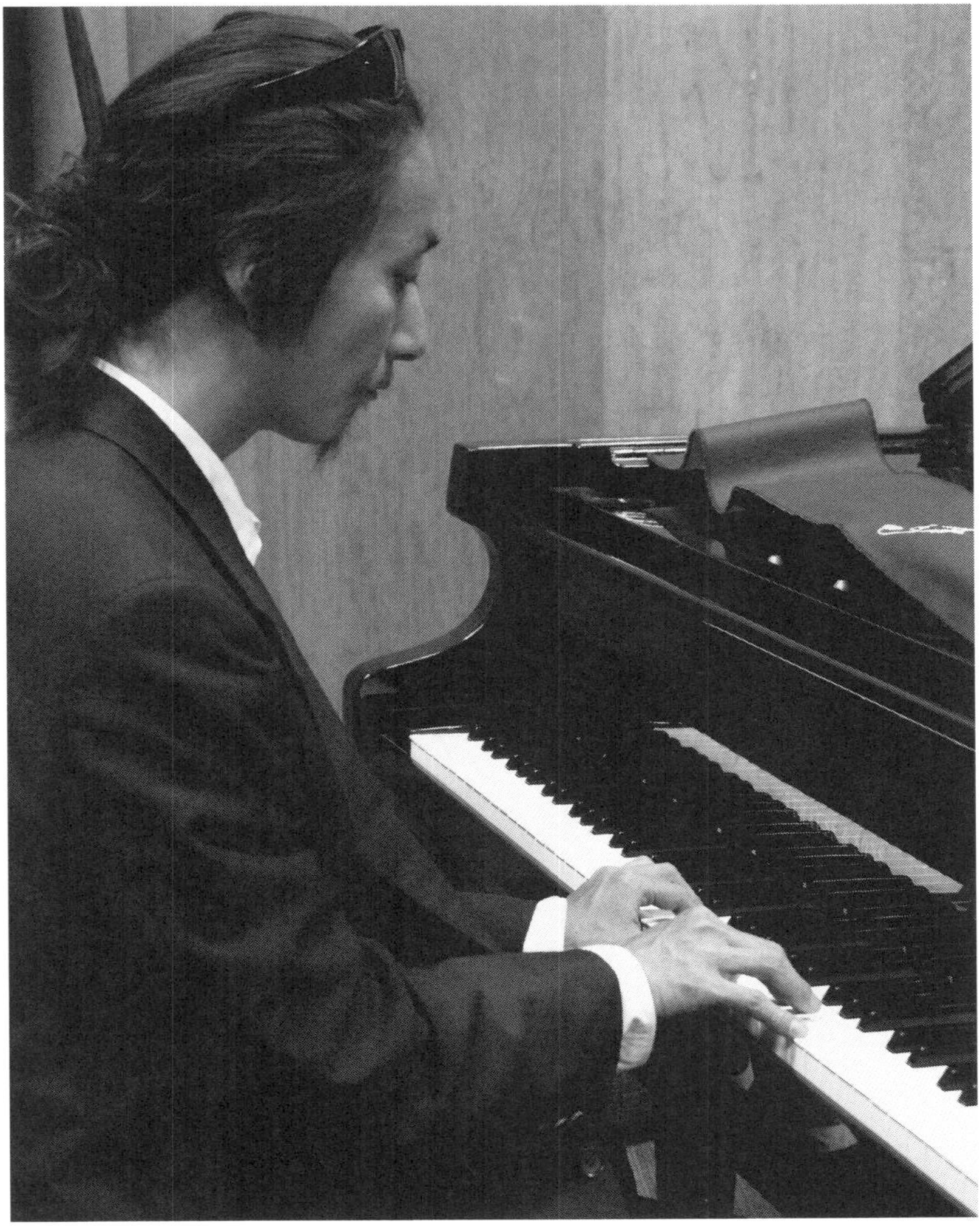

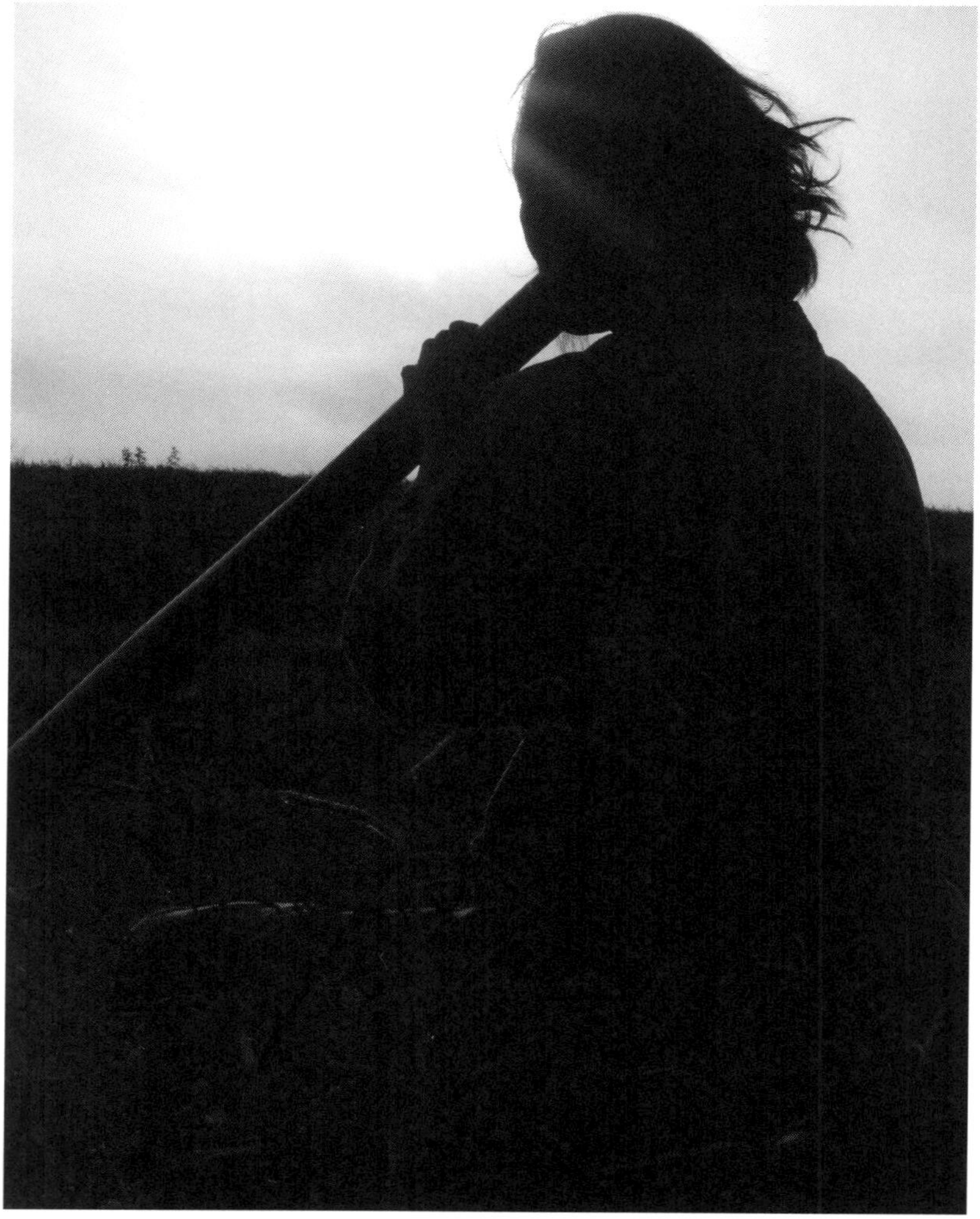

しかし、もしそれらすべてがとらえられる状態にあれたとしたら、それはとてつもなく感覚が研ぎ澄まされた状態と言えるだろう。何しろ音の存在すべてが、そのまままとらえられている状態なのだ。「ドか?」「レっぽいドか?」などと思考する必要などない。身を委ねるしかない。

そういう感覚を呼び起こさせてくれるのが、倍音豊かなディジュリドゥの音なのだ。ディジュリドゥは〝一息〟の音の中に、全然違う周波数の音が複数聴こえる。合奏ではなく「一息の音」の中に、ここがポイントだ。

考えてしまうタイプの人の脳は混乱を来たすかもしれない。でも心配する事はない。「思考」をやめればいい。「思考」が及ばないのがディジュリドゥの音なのだ。

瞑想に際しての音楽は、能動的に「聴こうとする」よりも受動的に「聴こえてくる」のがふさわしい。

倍音はまさにこれだ。

「聴こうとする」姿勢のうちは、自分のセオリー中の音、あるいは「自分が聴きたい音」しか聴こえないだろう。しかし、音に身を委ねていくうち、それがどんどん複雑で深みのあるものに「聴こえてくる」。自分の感覚の開き方次第で聴こえ方がどんどん変わってくる。これが〝倍音豊かな音〟の特徴だ。

② ディジュリドゥの倍音

「倍音」は〝ある周波数の整数倍の周波数を持つ音〟（例えばラ（４４０Hz）に対してその1オクターブ上のラ（８８０Hz）など）と説明されることが多いが、現実的にはオクターブ系以外のさまざまな含有音帯も含めて扱われる。

楽器というものはいろいろな音色があるが、それらは倍音の含有のしかたで違ってくる。例えば、ピアノの鍵盤の「ラ」を弾けば、もうはっきりと「ラ」と聴こえる、輪郭が明確な、タイトでソリッドな音が発されるが、パイプオルガンで「ラ」を弾いた場合、もう少し幅のあるような、ぼんやりした、ファットでウォームな音になる。基音（ラなら４４０Hz）以外の音を多く含んでいると、そういう音に聴こえる。

さらに、ディジュリドゥはより強い倍音構造を持っており、基音以外の卓越周波数帯（オクターブ系とも無関係に）がある。まるで複数の別個の音が交錯しているように聴こえるのだ。

一般に、自然界の音には倍音が多く含まれており、倍音豊かな音には心身をリラックスさせる効果があるとされているが、ディジュリドゥの音は、意識レベルによって違ったものに聴こえる複雑な構造が包含されている。

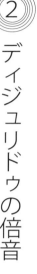

ディジュリドゥの音は、モンゴルの伝統歌唱法「ホーミー」に似たところがある。

ホーミーは、体の部分部分を共鳴させて、例えば、鼻だったり、喉だったり、上丹田

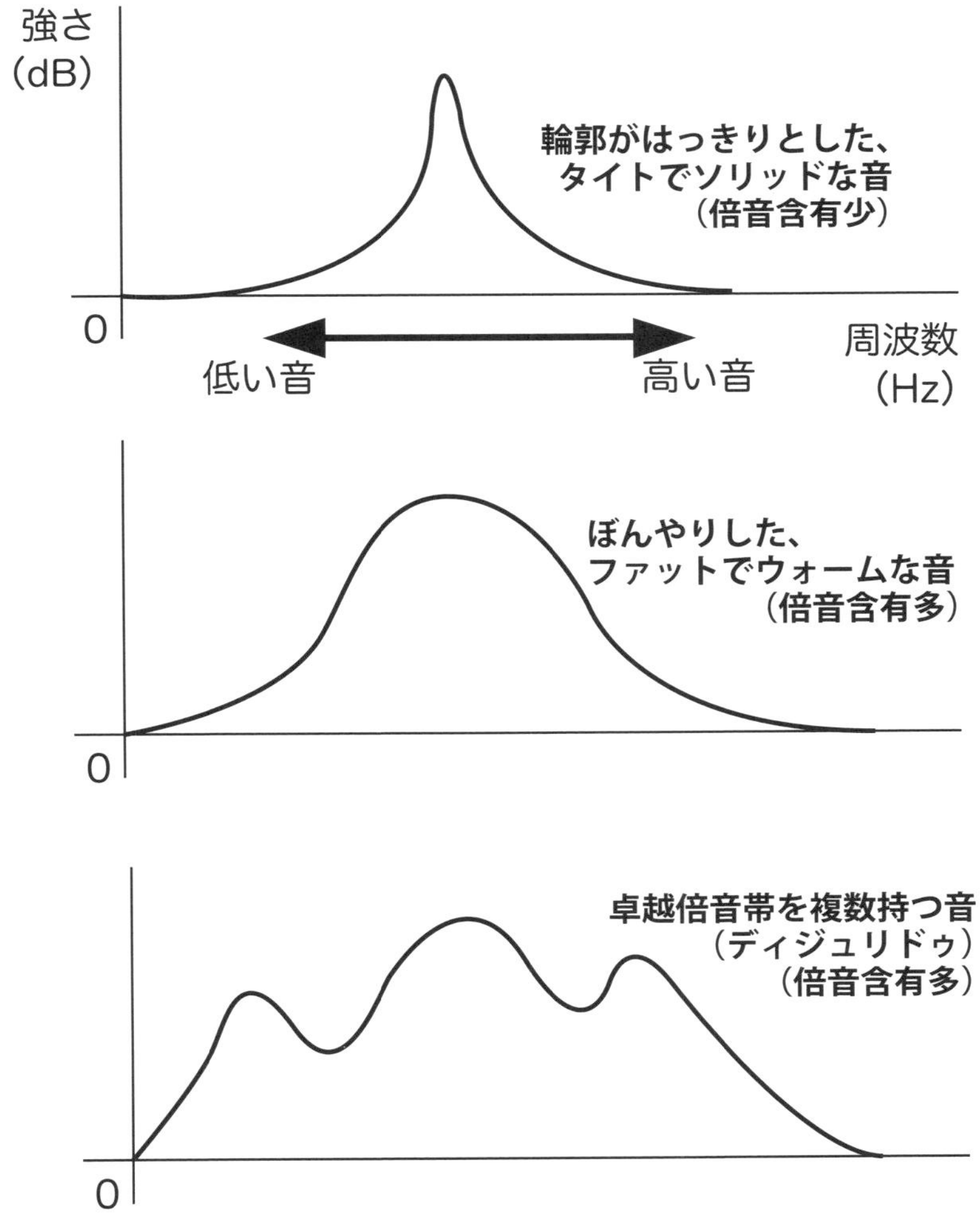
強さ
(dB)
輪郭がはっきりとした、
タイトでソリッドな音
(倍音含有少)
0
低い音
高い音
周波数
(Hz)
ぼんやりした、
ファットでウォームな音
(倍音含有多)
0
卓越倍音帯を複数持つ音
(ディジュリドゥ)
(倍音含有多)
0

だったり、丹田などを自分の身体を楽器のボディとして捉えて、低音を発しつつも、同時に、まるで天から下りてきたかのような倍音を出す、伝統歌唱法である。チベットの声明なども近いところがある。

どうやって音を作るかというと、カルグラという、喉をまず閉める技を使い、タレントの出川さんみたいな声を出す。鳳啓介さんと言った方がイメージしやすい人もいるかもしれない。次に舌を上顎の歯との間から上の部分のルーフのところにぴったりとつけ(つけない人もいる)、〝イー〟という口の形で〝オー〟と発声する。先ほどのカルグラと合わせて声で音色を作ると、不思議な倍音が作り出せる。これは、人間の本能に直接訴えかけてくるような気持ちの良い、癒しの音だ。

3 癒しの持続音

私はダラムシャーラという、北インドにあるチベット暫定自治政府のある地域で様々な癒しの技を勉強しながら、音楽やダンスとのセッションを重ねていた時期があった。お寺に伺うと、チベット僧たちが声明を唱えていた。大人数だとさらに倍音がうねりを作り、すっかり癒されてしまった経験があった。古来からの伝統歌唱法はやはり、薬のない時代からのストレス排出の一手段だったのだろう。昔から語り継がれている伝統は、私たちの心を癒し続けているのだ。

瞑想や、リラックス文化と音は、実は切っても切れない重要な関係にある。ヨガ文化の中でも、音は聖音でもあり、観音様とは、音を観ると書く。古くから、音は心を鎮めること、精神を安定させることがわかっていた。

ディジュリドゥは伝統的に葬祭で鎮魂を目的として用いられ続けてきた。〝鎮魂〟というのは、死者の魂を鎮めるとともに、残されたものの魂を鎮める働きももっていた。もしかしたら、本当に重要なのは後者なのかもしれない。

社会生活に疲れた時、人間関係に疲れて心を少し休ませたいな、と思った時、人間は自然に帰る。自然の音を聴きにゆくのだ。

そんな時は、植林ではなく、手つかずの原生林をお勧めする。でももし、近所になかったら公園でもいい。どんな環境でも自分次第だ。

山へゆき、風の奏でる音色、木々が擦れ合う音、川のせせらぎ、湧き水の滴る音……。ゆっくりとした永遠とも思える小川の水が、大きな自然が作った石や植物とアンサンブル（合奏）している。そして、たくさんの動物たち、鳥のさえずりなどの大合唱が、いつも僕らの心を癒してくれる。

ゆっくり心安らぐ環境において、ゆっくりとした気持ちで座り、そして、音に集中する。シンプルなことだ。理屈はいらないじゃないか、こんなことにさ。

風の音色や川のせせらぎなどの音は、たくさんの倍音が重なり合って、うねり合い、美しく混ざり合っては溶けて行く相互作用をしている。

そしてもう一つの特徴は、半永久的に続いていく〝持続音〟であるということだ。

持続音にはリラックスさせてくれる効果がある。そして、瞑想に適している。

持続音は声だとか笛とか、ピアノやギターといった楽器で作り出そうとすると大変だが、自然界には当たり前に存在する。

初めてアジアに音楽武者修行に３ヶ月ほど回ったときにふと思ったことがあった。その時の瞑想中のＢＧＭは、その土地の伝統音楽だったのだが、アジア、タイ北部や、ミャンマーなどではゴングやシンギングボールなどのゴゥウィィィ～ンという深くて長い音の楽器が多用されている。それらの音には心や、神経を包み込まれるような感覚を受けた。

持続性で倍音豊か、という点は、私たちをリラックスさせ癒してくれる、自然界の音の象徴的な特色と言えると思う。

風の音、雨がしとしとと降る音、川の音、波の音……、これら自然の音とともに生きて来た私たちのＤＮＡにはきっと確実に刻み込まれているのだ。

なお、エレキギターや電子キーボードといった楽器では、エフェクターと呼ばれる、音を電気的に変化させる機械がある。

「ディレイ」と呼ばれるエフェクターは〝やまびこサウンド〟だ。山の山頂などにゆくと、〝おーぃ！〟とか、何かしら叫びたくならないだろうか？（私だけ？）その〝おーい〟が、山々の山嶺に反響してこだまして〝おーい、ぉーぃ……〟となる。「ディレイ」

ガンジス川のほとりにて。

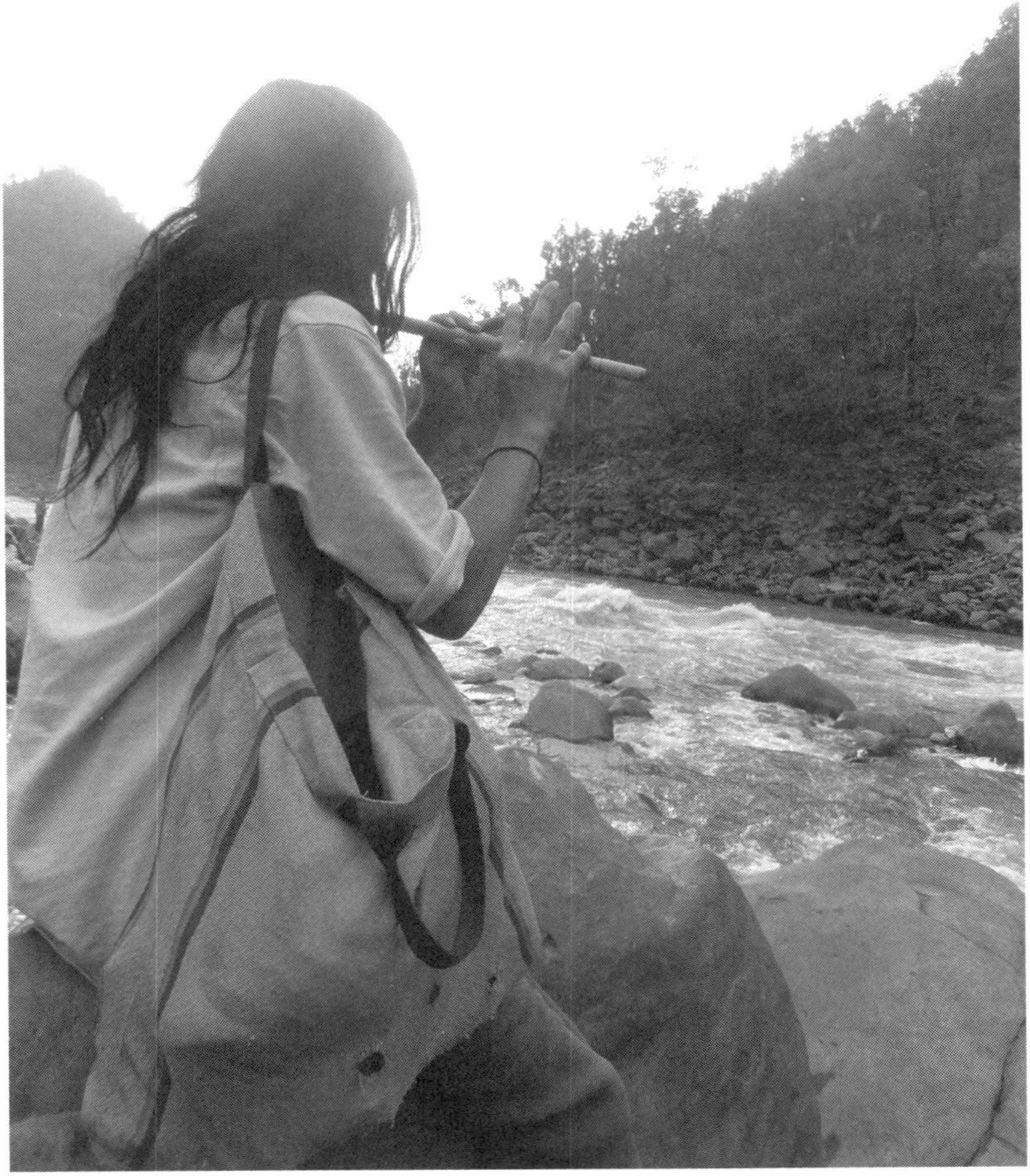

は人工的に機械でその効果を作る装置だ。「リバーブ」は、例えば、洞窟の中にゆき〝パン〟と手を叩くと、〝パーーーン〟となる、その効果を作る装置である。「フランジャー」は強風が吹いているときに〝ビィーーーーゥウ〟とうねるように聴こえる、あるいは飛行機が頭上を通り過ぎるような音、その効果を作り出す装置だ。

これらの装置の開発には、自然界の音に対する希求が根底にあるような気がしてならない。

ディジュリドゥは、一人の人力演奏で、これらの効果も含めた〝半永久的持続音〟を実現してしまう楽器だ。

普通、吹奏楽器で〝半永久的持続音〟など、息が続かないので出せないが、ディジュリドゥでは古より用いられている循環呼吸法（第4章で詳述）により可能になっている。ディジュリドゥの音は様々な音域の、独特の倍音の周波数が複雑に絡み合う持続音で、どこまでも私たちの感覚を解き放つのだ。いわば、私たちの感覚の鍵穴に差し込まれてゆく〝鍵〟のような役割になるのだ。そして、その差し込まれた〝鍵〟（音）によって、開かれた、感覚の良質のスパイラルは、どこまでも解き放たれていくだろう。

意識の変容、その倍音の塊のような音色で感覚はさらに鋭敏になってゆく。ディジュリドゥの音を聴くと、細胞がまるで、あたかも溶け合い、そして混ざり合い、破壊と再生、分裂を繰り返すような感覚を覚える。

初めて聴いた人には「え、シンセの音でしょ？」などと言われる。機械の音と思う程

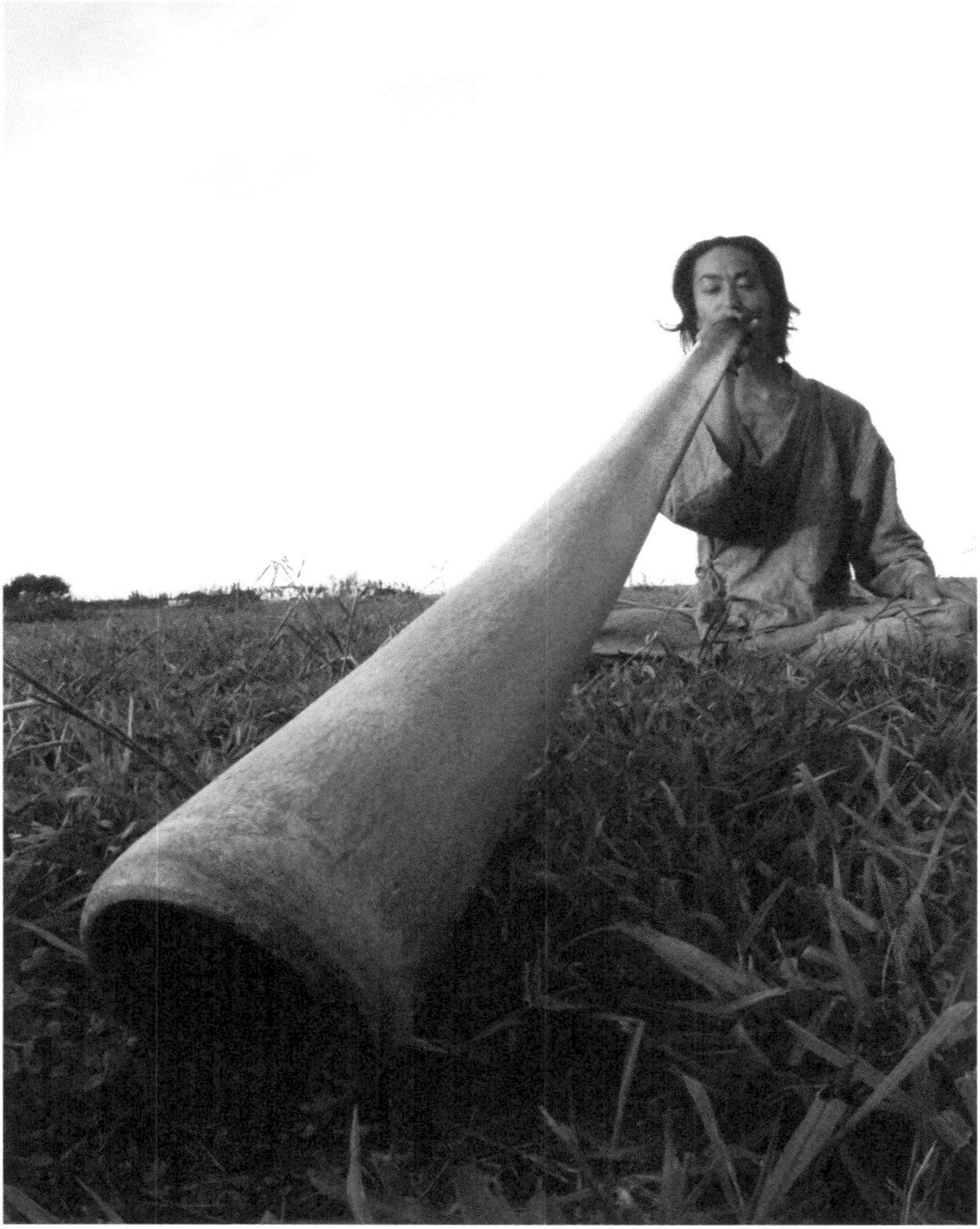

に、聴いたこともないような音色なのだと思うが、実際は人力そのものである。

経験的な感覚だが、自然、動物、人間から発生した音色は、どこか魂に響くのか、独特の強力な作用があるのだ。ディジュリドゥは特にその部分が大きい。音を半永久的に途切れずに演奏させる循環呼吸の役割もとても大きいものだ。そして、なぜ、そんなに人々の魂に響くのかということを考察してみると、その正体の一つは、その生音に含まれている〝倍音〟だと思う。

④ ディジュリドゥとは？

ディジュリドゥは、オーストラリアの原住民が生み出した楽器である。その音色は数千年のその長い歴史の中で、セレモニー、神様に感謝を捧げる時、特に葬儀の時に人々の気持ちや心を鎮魂させてきた言霊、音の振動なのだ。

構造としては、ユーカリの木をくりぬいただけの、長い管だ。人間の声を用いて始まった音楽は、古来、様々な儀式や病気の治療に使われていた。

北オーストラリアのアーネムランドという場所に、ヨルング族という種族がいる。ヨルング族が、蟻が虫食いをして空洞になったユーカリの木を口で吹いたのが始まりのようだ。

しかしその発祥には諸説あり、何と宇宙人が伝えたという説もある。

さまざまな材質のディジュリドゥ。

写真右が伝統的なユーカリの木でできたもの。写真中央は東オーストラリア製のＨＥＭＰディジュリドゥ。ＨＥＭＰとはいわゆる大麻草。ハイになる成分であるＴＨＣのない種類を使用し、チャコール等を混ぜ独自の製法で作った次世代素材のプラスチック製だ。写真左が手製のバンブー（竹）ディジュリドゥ。

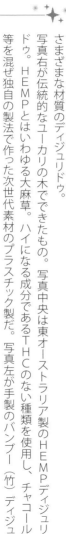

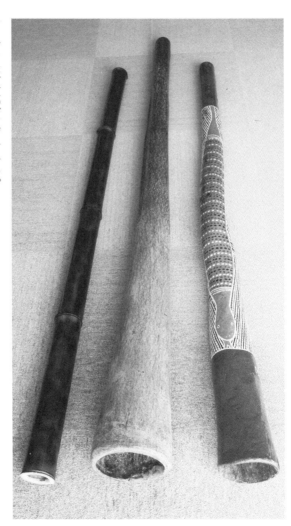

アボリジニの聖地と呼ばれる場所には壁画が残されている。光輝くオーラに包まれた人間のようで人間でないみたいな、不思議な生命のモチーフだ。話は少しそれるが、日本の土偶や、縄文土器なども僕にとっては宇宙人のような、何か、神々しい生命体のイメージに感じる。どう見ても人間に見えないものがたくさんある。

ともあれ、そんな壁画も根拠となって、また、その特異な音色もあって、宇宙人がやってきてディジュリドゥを伝えた、という説があるのだ。私は、あながち一笑には付せない、何らかの超生命体、もしかしたら地球外生命体の方たちがこの地球に現れて、それらの知恵と恩恵が授けてくれたのかもしれない、とかなり真剣に思っている。

ディジュリドゥという名前は、実はもともと種族によって違う（ンガリビ、イダキ、マンダプル等）。今から100年くらい前、イギリスやヨーロッパの探検家がオーストラリアの土地に入植していた時に、現地の人々がその楽器を演奏していて、その音が〝ディジュリドゥ〟に聴こえたので、そのような名称で広まったということだ。

部族によっては女性禁制のところもあるようだ。触るのすら厳禁。なぜなら子供ができてしまったり、できなかったりするから。ただ、それはごくごく一部の部族の話で、そうではないとする部族の方たちも、たくさんたくさんいらっしゃるので、あまり気にしないでもいいいと思う。

ディジュリドゥのスペルはDidgeridoo。

日本人にとっては一見言いにくそうな、でも実際に発音してみるとそうでもない、可

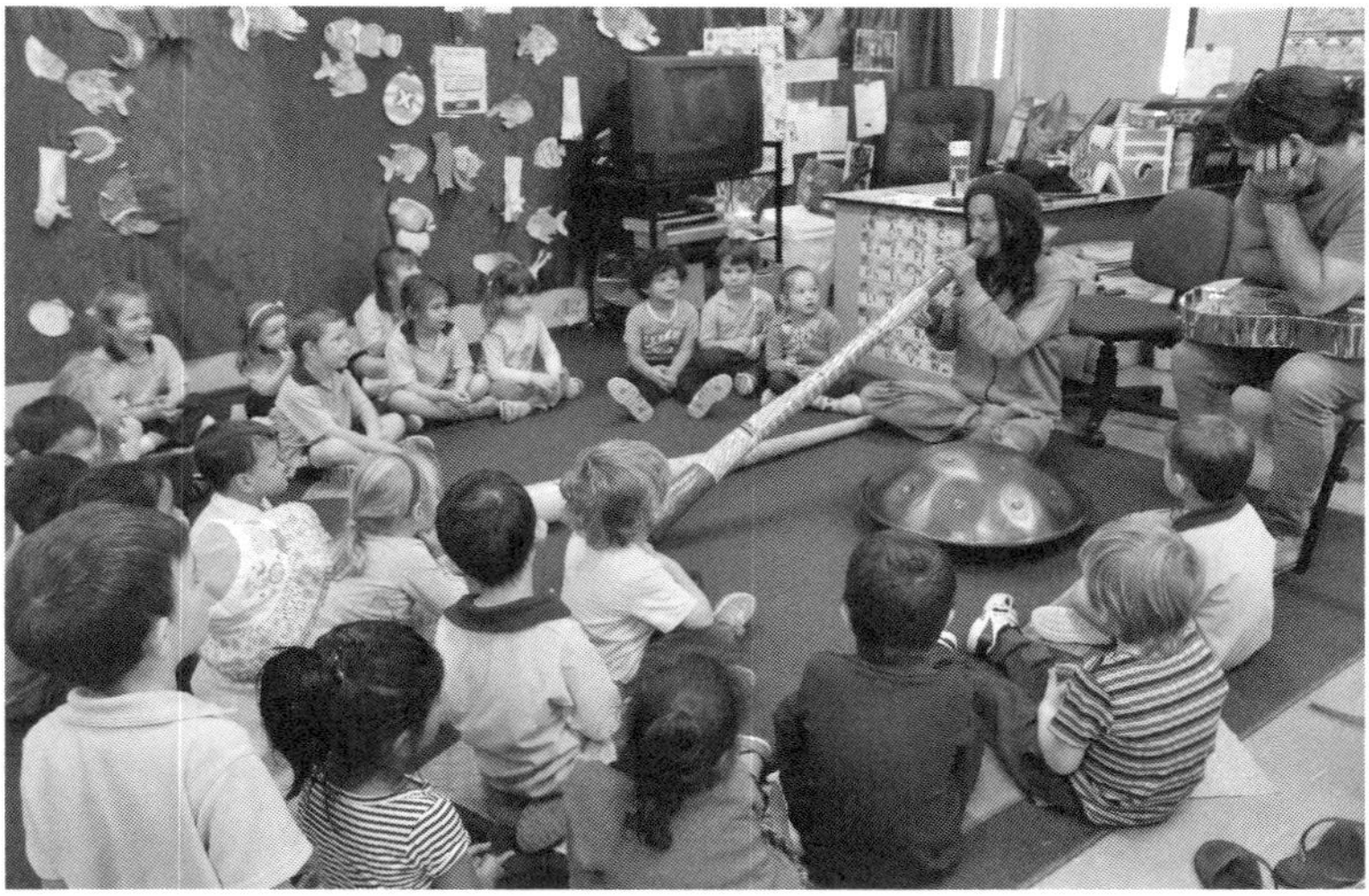

オーストラリアの幼稚園にて。

愛らしくて素敵な名前だと思う。

アボリジニの語源はラテン語でAboriginal。オーストラリアに元々住んでいたものという意味である。

アボリジニがオーストラリアにいつ来たかを示す絶対的な証拠はいまだに発見されていないが、1980年代に見つかった石器類が5万~6万年前のものだと判明し、6~7万年前にオーストラリア大陸にやってきたと考えられている。また、アボリジニは陸続きの時代にインドネシア、ポリネシアの諸島や、東南アジアから来たという説が世間に広く知られている。

アボリジニは伝統的にDream Timeという天地創造の神話を語り継いできた。ドリームの意味は寝てみるあれではなく、生活する、旅をする、という意味だ。

人間が旅をすればそこに足跡が残る、というのと同じように、エネルギーやスピリットが残ると信じられている。アボリジニはそのエネルギーやスピリットを残す行為をDreaming、そのDreamingが行なわれた時間をDream Timeと呼んでいる。

Dream Timeには3つの重要な時代が存在する。始まりの時代は何も存在しない暗黒の時代、創造の時代はDreamingにより天地や動植物が生まれた時代、そして最後の伝承の時代が現代を指す。アボリジニは部族の歴史や生きるために必要な知恵といった創造の時代の考えを、絵を描いたり歌を歌うことで語り継ぎながら生きてきた。伝承の時代の現代では、そのようにDreamingの痕跡をたどることをDreamingと呼んでいる。

さて、人生の旅の中で様々な人や文献により、ドリームタイムを自分なりに紐解いてみると、自然に感謝、目に見えない先祖や霊的なものに感謝する様々な物語が語り継がれている。そして、ディジュリドゥという楽器もその語り部を担う重要な要素である。

もしあなたがそのドリームタイムの物語を何も知らなくても、この世界最古の笛の幻想的な音色により、自分の魂が何を求めているか自ずと理解していく。

ディジュリドゥはその個々の民族の儀式のみならず、病気の治療にも古来から使われてきた。今や世界中でヒーリング（癒し）楽器としても注目を集めている。

第3章 やってみよう！

ディジュリドゥ瞑想

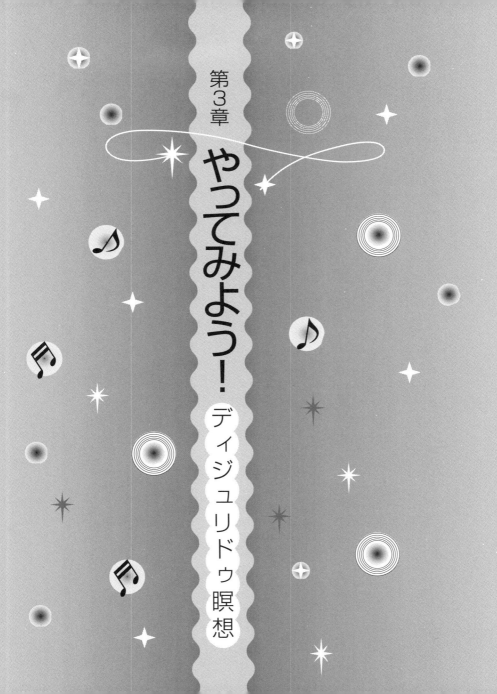

①瞑想の〝座り方〟

さあ、いよいよ〝ディジュリドゥ瞑想〟をやってみよう。

言っておくが、本書でご提案したいのは〝超簡単瞑想〟である。極論的に言えば、「楽な姿勢で、ただ音に身を委ねるように、なるべくモノを考えないようにしてCDを聴く」だけでいい。

でもせっかくなので、まずはいわゆる〝瞑想〟というものはどんな風に行なうものなのか、そこからご紹介していきたいと思う。もちろん、〝超簡単瞑想〟をやる上でも、大きな参考になると思う。

瞑想は基本的に座位で行なう。

座る前に、お尻の肉を手で持ち上げる。左の臀部は南西、右の臀部は南東に向くように座る。

頭は上から吊り下げられているように力を抜いて、上体を真直ぐに。下丹田がしっかりと地に触れ、地球のエナジー（氣）を感じることが重要。

首の力を抜き、とくに体の氣をよく巡らせるように股関節の力を抜くこと。

座法①　スカーサナ

瞑想の基本姿勢。頭は上から吊り下げられたように力を抜いて上体を真直ぐに。下丹田がしっかりと地に触れ、地球のエナジーを感じる。首の力、股関節の力を抜くことが大事。

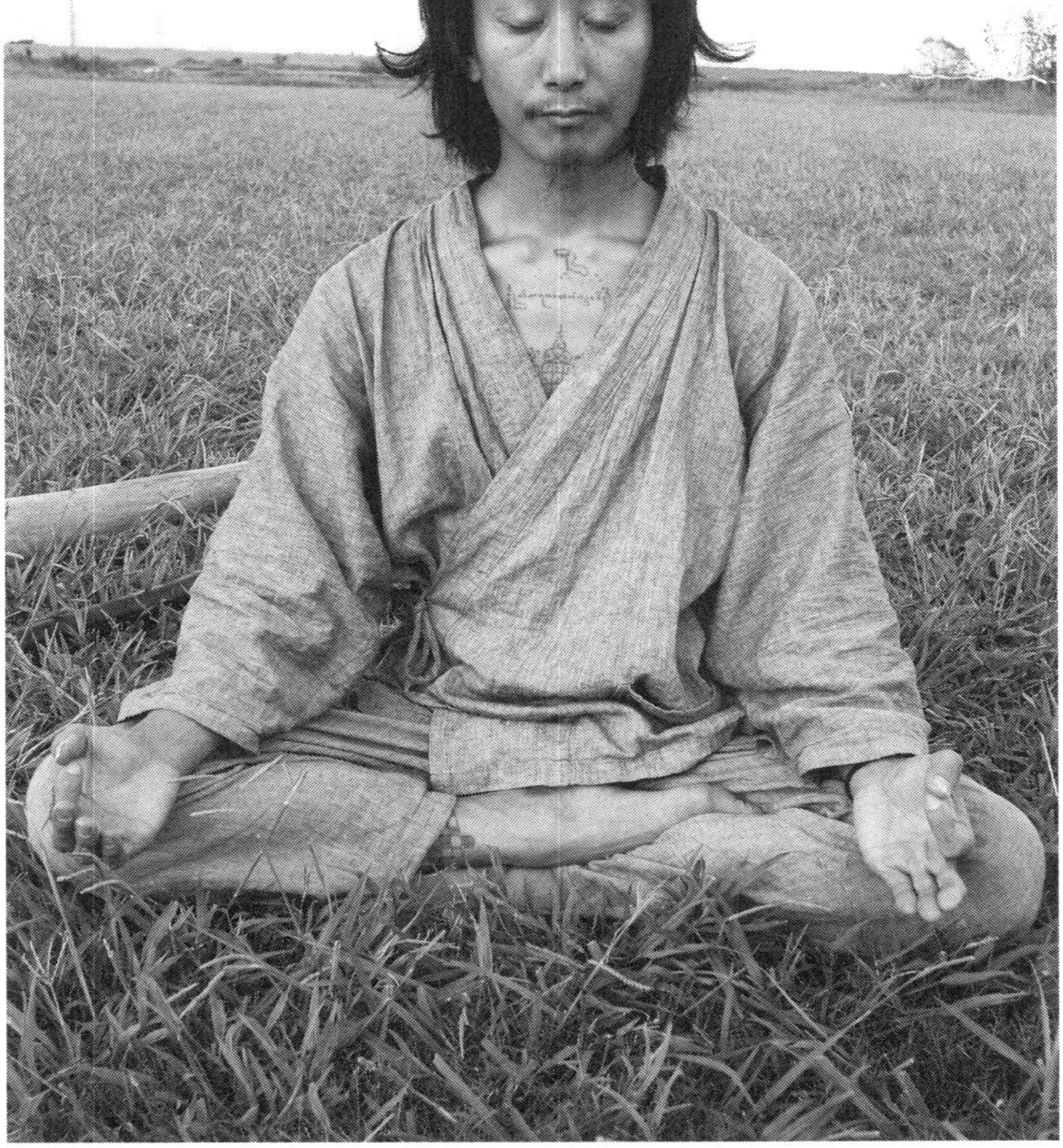

スカーサナ

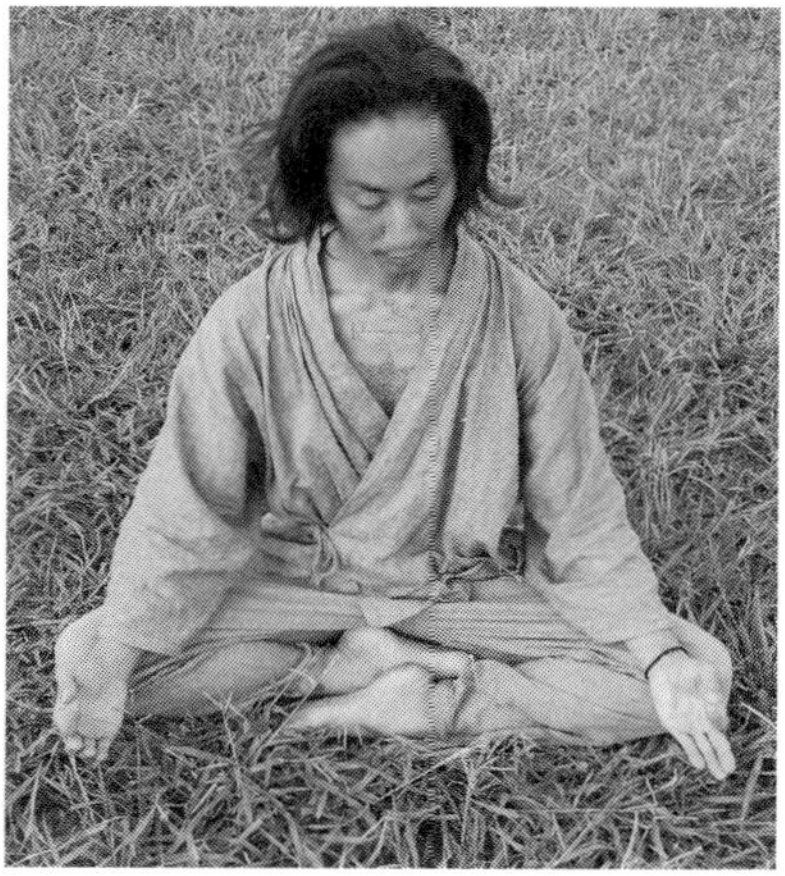

半跏趺坐（ハーフロータス）

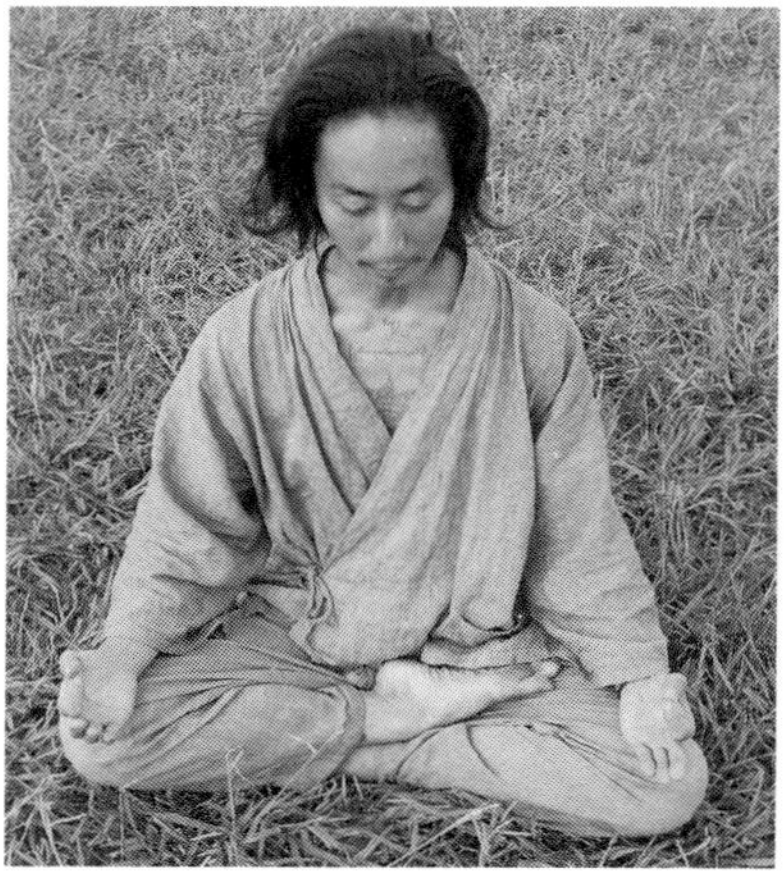

ただのいわゆる〝あぐら〟に近い形。前述した注意事項を踏まえ、力を抜いてゆったり座る。

座法② 半跏趺坐（ハーフロータス）

片足を組む座り方。左足を右の股に入れて、右足は左の股の上に置く。（逆も可）

座法③ 結跏趺坐（ロータス）

右の足を左の股の上に置き、左の足を右の股の上に置く。（逆も可）

座法④ ヴァジュラーサナ（正座）

両足をたたんで座る、いわゆる正座の形。

座法⑤ スワスティカーサナ

あぐらに似ているが少し違う。左足の踵を左足付け根に引き寄せ、右足を左足に引き寄せるようにして重ねる。（逆も可）

幸運を引き寄せる座り方とも言われる。

座法①（スカーサナ）、⑤（スワスティカー

スワスティカーサナ

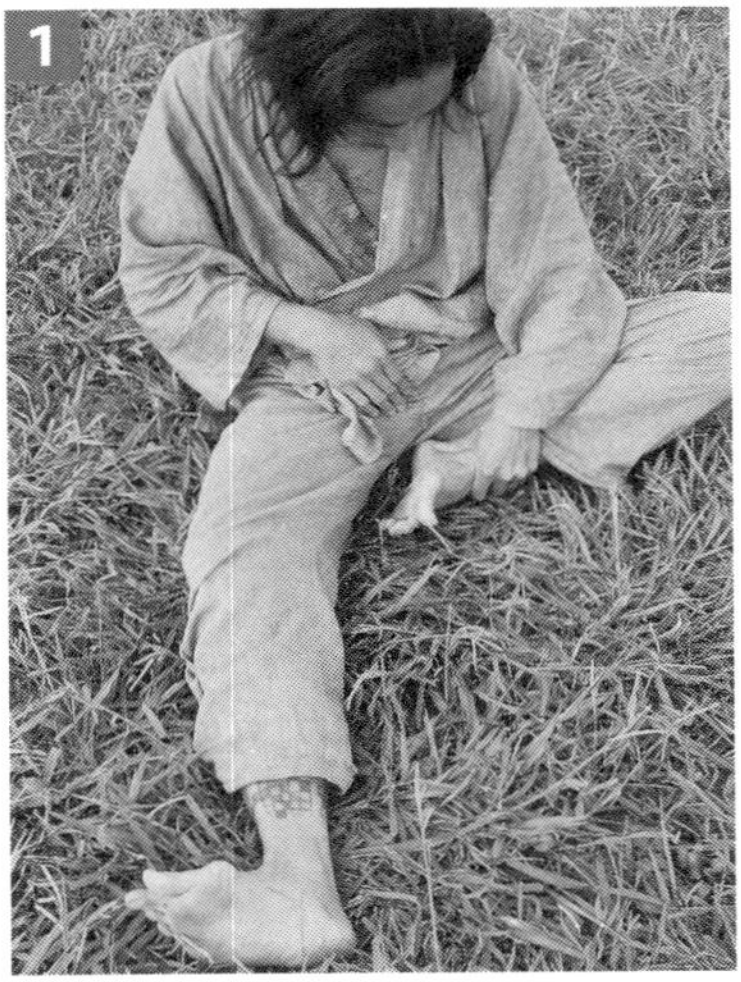

1 左足の踵を左足の付け根に引き寄せ、

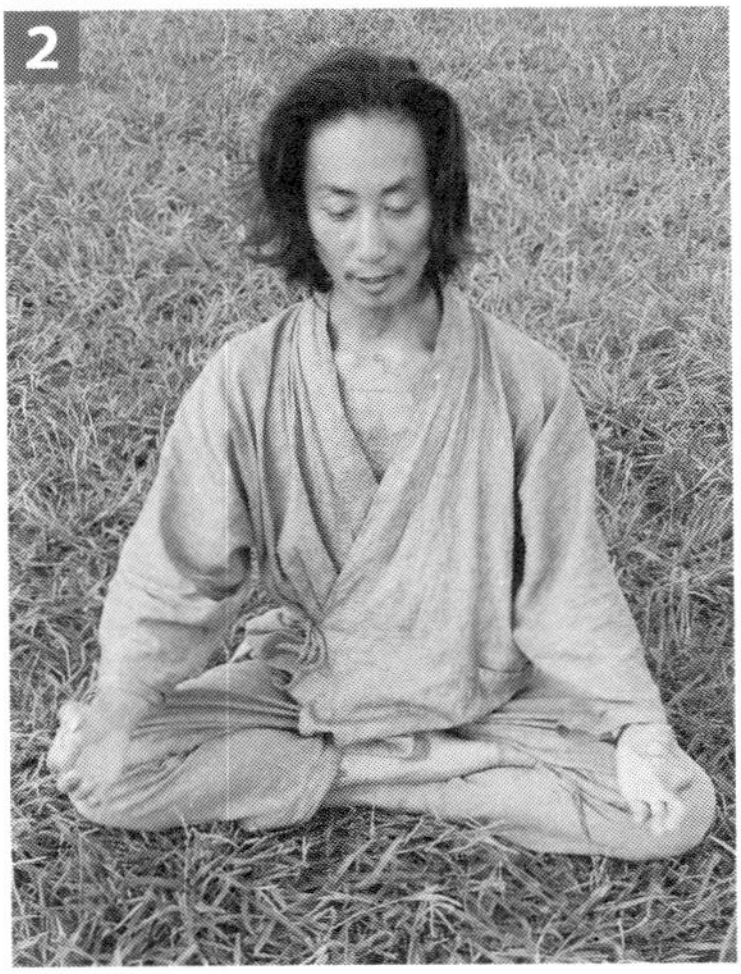

2 右足を左足に引き寄せるようにして上に重ねる。

結跏趺坐（ロータス）

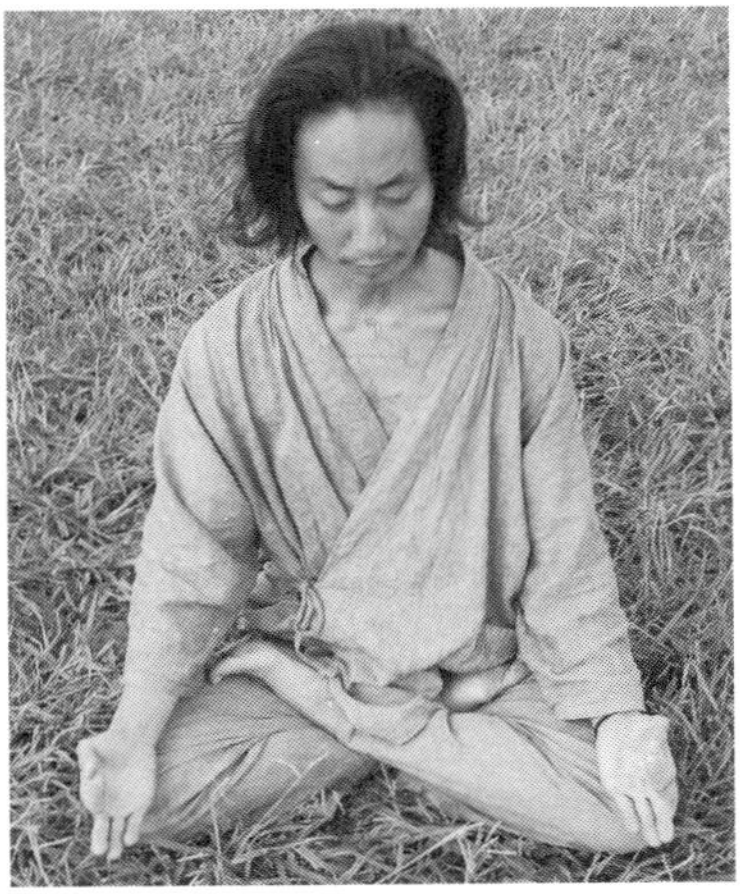

ヴァジュラーサナ（正座）

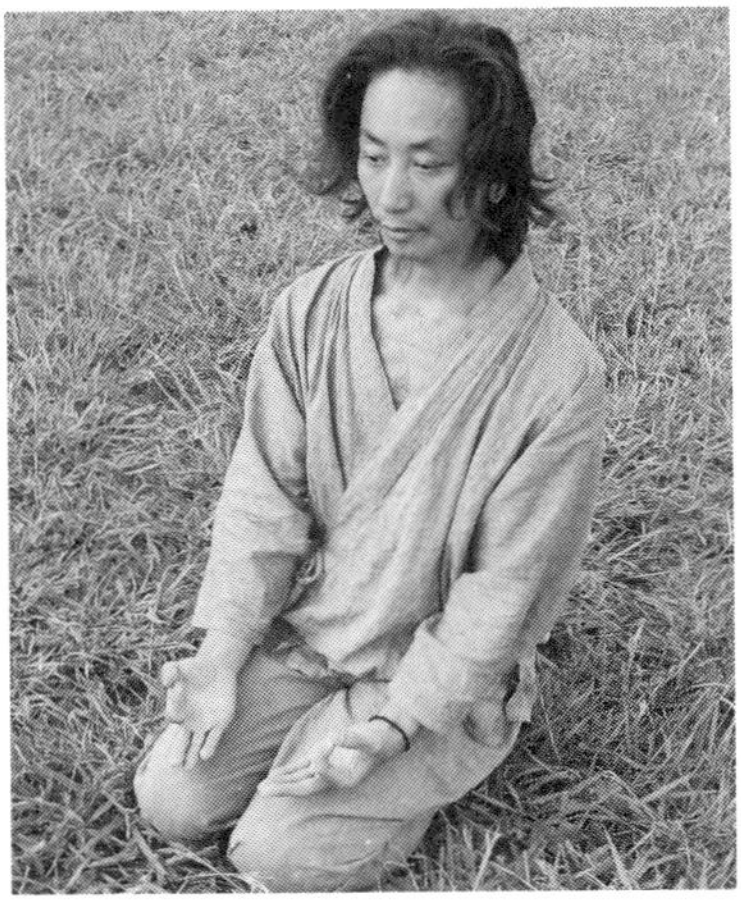

左右揺振

座った状態で上体を左右に揺らすことで座相を正しく安定させることができる。
なぜ安定するのか?…それは体感覚が働き始めるから、という点にも注目。

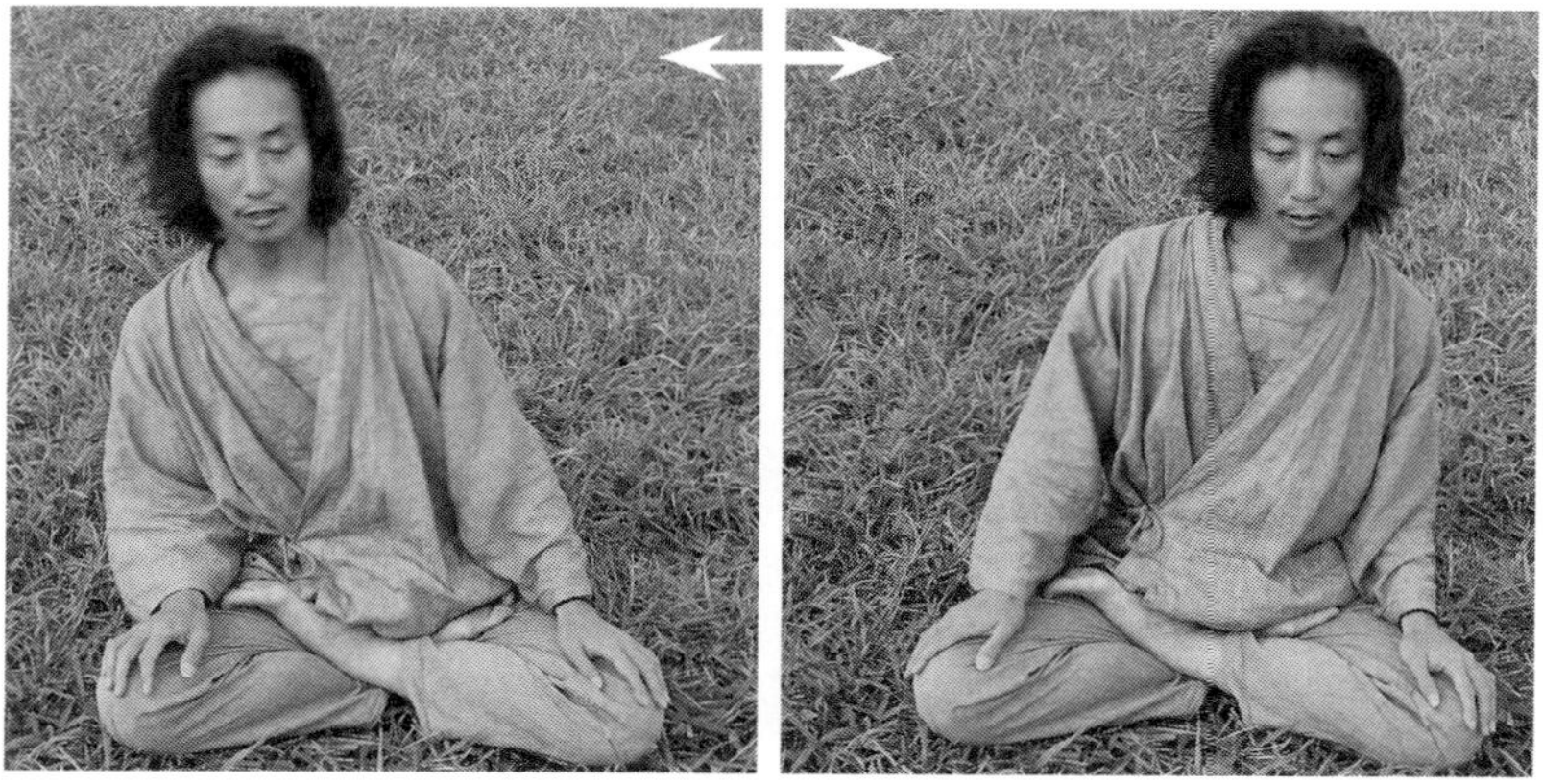

サナ)は楽だが、③(結跏趺坐)、④(正座)は 長時間やっていると痺れがくる、という人が多いだろう。その辛さは瞑想の妨げにもなるので、無理をする必要はないと思う。

◉ 左右揺振

座った状態で上体を左右に揺らすことによって、座相を正しく安定させることができる。

どんな形でも、大事なことは、正しい座り方、すなわち無理のない座り方を知ることだ。

ふだん私たちが座っている姿勢が本当に厳密な意味で無理のないものなのかを自覚するのは、意外に難しい。多くの人はクセの延長線上で無自覚に無理な姿勢をとってしまっているものだ。自分では楽なつもりでも、実は偏ってしまっていたりするのだが、その偏りを感じ取る事も、大事な「感覚の開放」だ。
自分の体勢がどうなっていて、そこに重心がどうかかっているか、一番安定して長く負担なく座るにはどうすればいいか、それを厳密に知るためにも、「左右揺振」などはよいきっかけ、手掛かりになると思う。

2 CDの聴き方

CDに収録しているのは、以下の6トラックだ。

CD 収録トラック

トラック1	Prologue（0:42）
トラック2	瞑想音1（10:52）
トラック3	瞑想音2（10:36）
トラック4	瞑想音3（10:48）
トラック5	Bonus track 1（3:32）
トラック6	Bonus track 2（2:21）

すべて、ディジュリドゥ1本による単独演奏の音だ。エフェクトも一切かけていない。瞑想用として使っていただきたいのは、基本的にトラック2～4の「瞑想音1」「瞑想音2」「瞑想音3」の3つだ。すべて10分超の十分な時間を収録している。

トラック1は、まあ、耳慣らしだと思って軽い気持ちで聴いてみてほしい。

トラック5、6は短めの時間で、一応曲の体裁に仕上げた。楽しんで聴いてほしい。


聴く環境は、スピーカーだろうがイヤホンだろうが構わない。ボリュームは最初はあまり上げ過ぎない方がいいと思うが、ボリュームを上げるとまた聴こえて来る音の種類も増えて来て違う感覚が開かれるきっかけになるので、馴れてきたら試してみてほしい。

「瞑想音1～3」はどれもある単調なフレーズの繰り返しからなっている。少しずつ聴いた上で好みのものから試してみるのがいいと思う。

とにかくまずは楽な姿勢で聴くこと。先にご説明した座姿勢がおすすめだが、横になって聴いても構わない。ただし、その横になった状態での身体感覚をきちんと感じること。

聴き始めると、まず低音が耳に入ってくると思う。そしてそのまま聴いて行くうちに、もう少し高い音域の音がうねるように聴こえてくるはずだ。

そして聴き進めていくとさらに別の高い音が聴こえてくる。それは感覚が開かれて来た証拠だ。演奏自体は意図的には変えていないので、出す音数を増やしているからではない。あなたの感覚が開かれてきたから、聴こえてきたのだ。

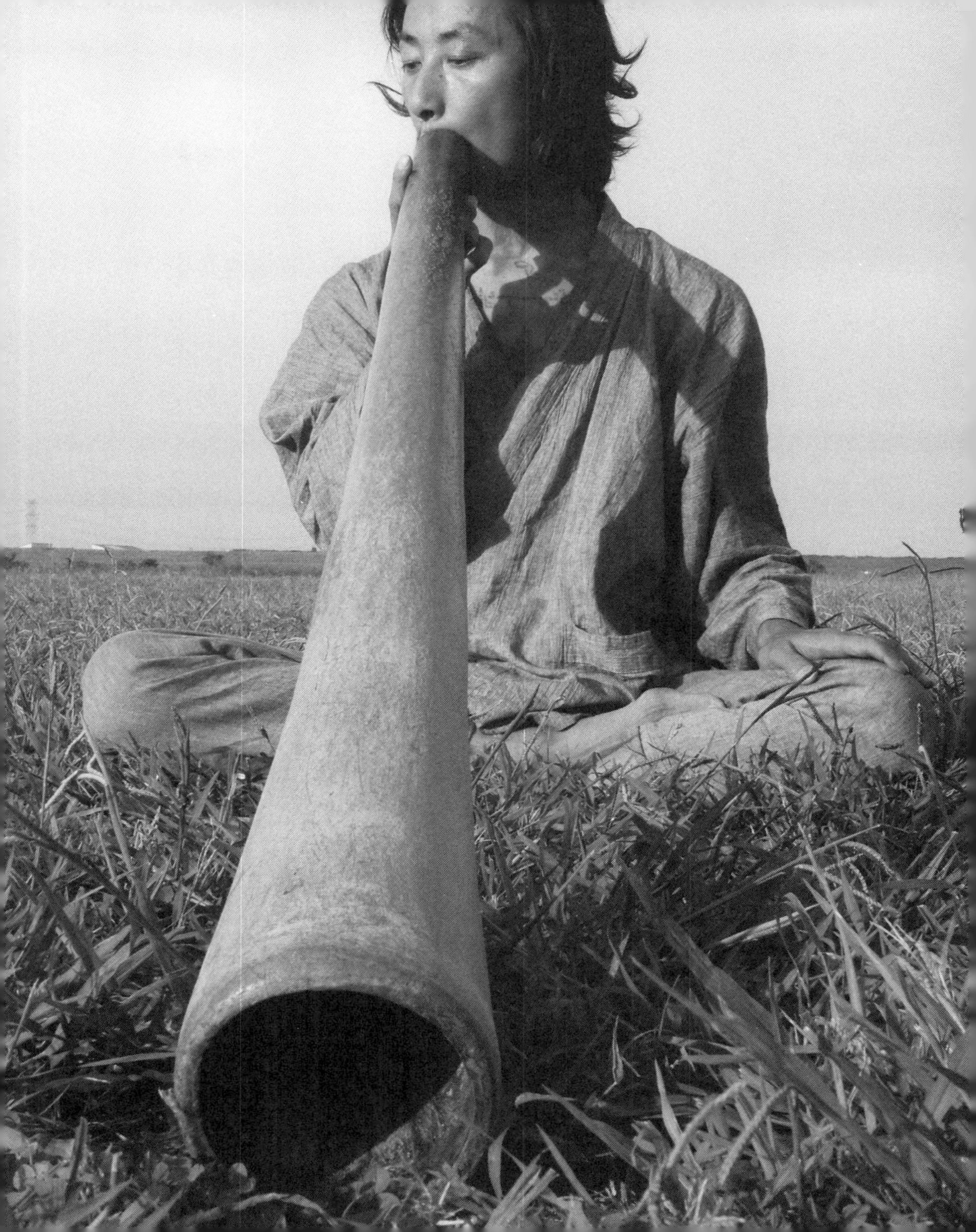

一人が出している音なのに複数人が合奏しているかのような音の交錯を不思議に感じる方もいるだろうが、あまり考えずにその不思議さに身を委ねてほしい。自然の音だって、いったいどうやってあんな豊潤な音が発生しているのかなんて、完全にわかる人などいない。

とにかく身を委ねるのが正しい聴き方だ。そしてそれが正しい瞑想法だ。

身を委ねつつ、音に集中する。聴いているうちにその感覚は自然にわかるだろう。〝ギューッ〟と凝り固まるように、こだわるように音に注目するのはここでいう〝集中〟ではない。入ってくる音を全部受け止めるかのように、意識を向けるのだ。そして音と一体化する。

聴きながらも、いろいろ雑念が浮かんでは消えるだろう。その雑念を無理に消そうとする必要はない。雑念が出ている自分をゆっくり観察するのだ。どんな息遣いをしているか、体はどうだろうか、心臓の鼓動はどうだろうか……。そのうち、だんだん眠るように瞑想状態に入って行く。最初は本当に眠ってしまっても構わないと思う。でも、本当に感覚が開かれてくると、眠ってしまったりはしなくなる。むしろ逆の覚醒状態なのだから。

呼吸は〝ゆっくり〟を心がけるといい。音に合わせたりする必要はない。〝ゆっくり〟呼吸しているとそれまでゆるんでいなかった部分までがだんだんリラックスしてくる。

何度もやっているうちに、次第に自分の中で「リラックス」と「集中」と「感覚の開

放」が同時に実現されていることが自覚されてくるだろう。疲れもしないし、いい気分だと思う。悩みやストレスを抱えていた人は、その大半が消え失せているんじゃないかと思う。

こんなことを、ぜひ毎日続けてみてほしい。時間はそれぞれだ。始めて30分くらいからが本当の瞑想だ、と言う方もいるが、わたしは10分でも十分だと思う。

無理はしちゃいけないし、強迫観念になるのもよくない。

それぞれがそれぞれの方法で、楽に……それが本書でおすすめしたいディジュリドゥ瞑想だ。

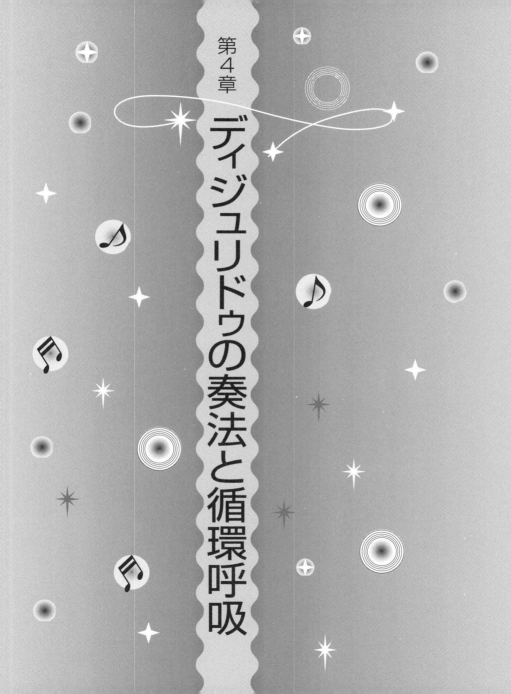

第4章 ディジュリドゥの奏法と循環呼吸

①意外に手軽なディジュリドゥ

本章は、とにかく瞑想ができさえすればいい、という方にはやや関係ないが、少し奏者側の観点からディジュリドゥについてお伝えしたいと思う。

ディジュリドゥは金管楽器に属する。

あれ、木製なのになんで金管楽器？と思う方もいらっしゃるかもしれないが、両者の定義は次のようになっている。

金管楽器：唇の振動によって音を出す。
木管楽器：唇を振動させずに音を出す。

補足すると、木管楽器には、リコーダーのように息を吹き込むだけでその楽器を鳴らすものと、サックスのようにリードをくわえてそれを鳴らすものとがある。

つまり、楽器の材質の話ではなく、唇の振動によって鳴らすディジュリドゥはまぎれもない金管楽器なのだ。

材質は何でもいい。本当に何でもいい訳ではないが、ユーカリの木から作ってないものはディジュリドゥとは言わない！　という訳ではない。

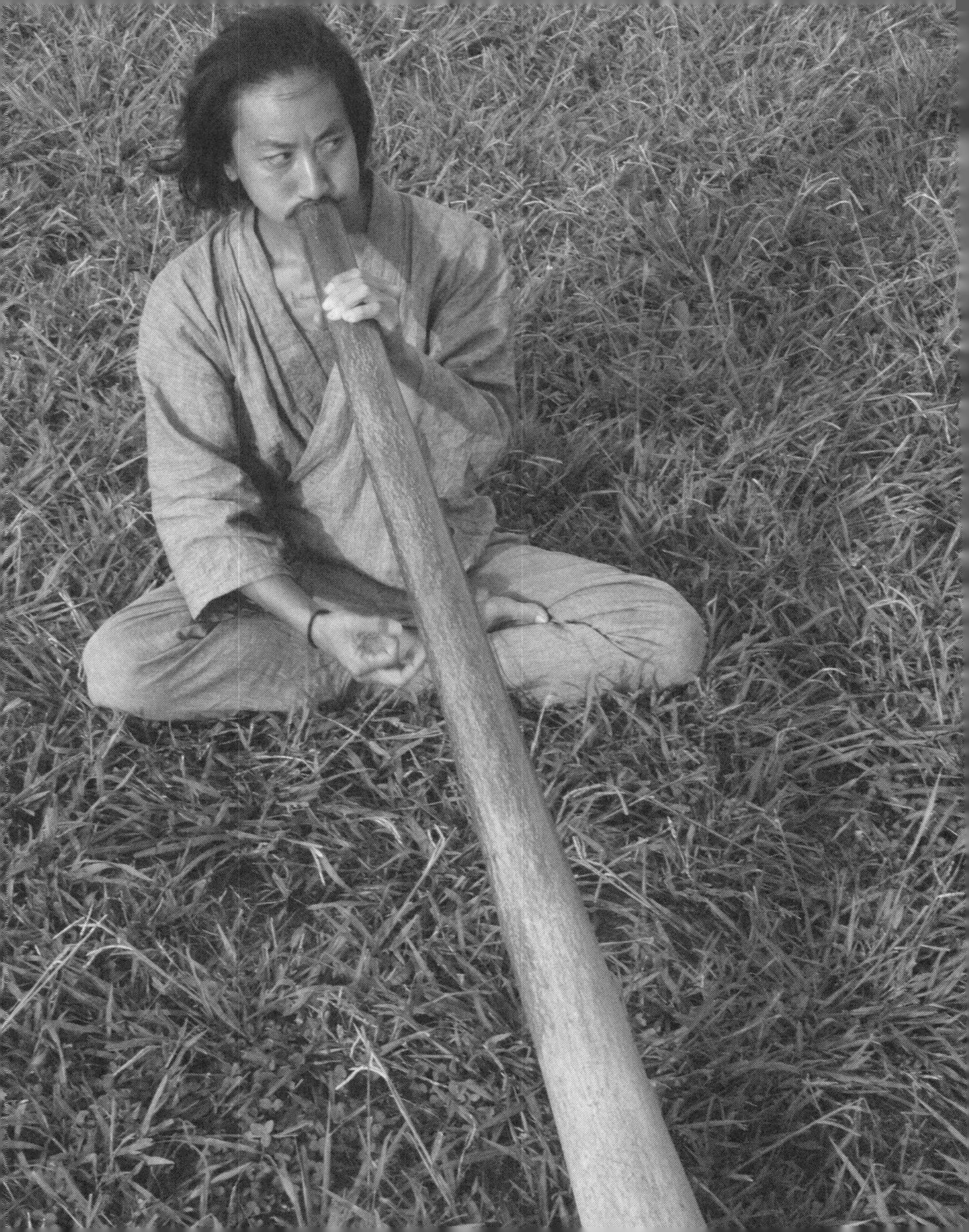

構造は先に述べたように、ただの管である。よって自作も可能である。ホームセンターに行くと売っている塩ビパイプなんかでもできる。厳密に言えばマウスピースも必要だが、それにちょうどよいパーツもホームセンターに売っている。ディジュリドゥ用のマウスピースだけ、専門店で買ってもいいだろう。（マウスピースを使わないディジュリドゥも存在する。）

正式には、ディジュリドゥのマウスピースは蜜蝋で作る。鍋に湯を張り、あまり熱いと加工しにくいので、適度な温度になったらその蜜蝋のマウスピースを優しく放り込み、柔らかくなったら自分の都合のよいサイズに加工して、ディジュリドゥのボディに付けるのだ。

極端に言えば、これでもう音が出てしまう。

ボディは、丈が長いほど音が低くなる。興味がある方は、思い思いのものを自作してみるといいと思う。

楽器は制作すると、いろいろなことに気がついてくる。北インドでアフリカ楽器のジェンベ太鼓を制作した時は1ヶ月軽くかかった。ノミや金槌などで電動工具なしの昔ながらの工程で臨んだからだ。そういうことをすると、楽器の気持ちもわかるし、何よりその楽器を愛せる。

先にもチラッと登場させたが、私はもっぱら竹でディジュリドゥを自作している。バンブー・ディジュリドゥは本当に良い音がする。実は、付属ＣＤ収録トラックはどれもバンブー・ディジュリドゥによるものだ。

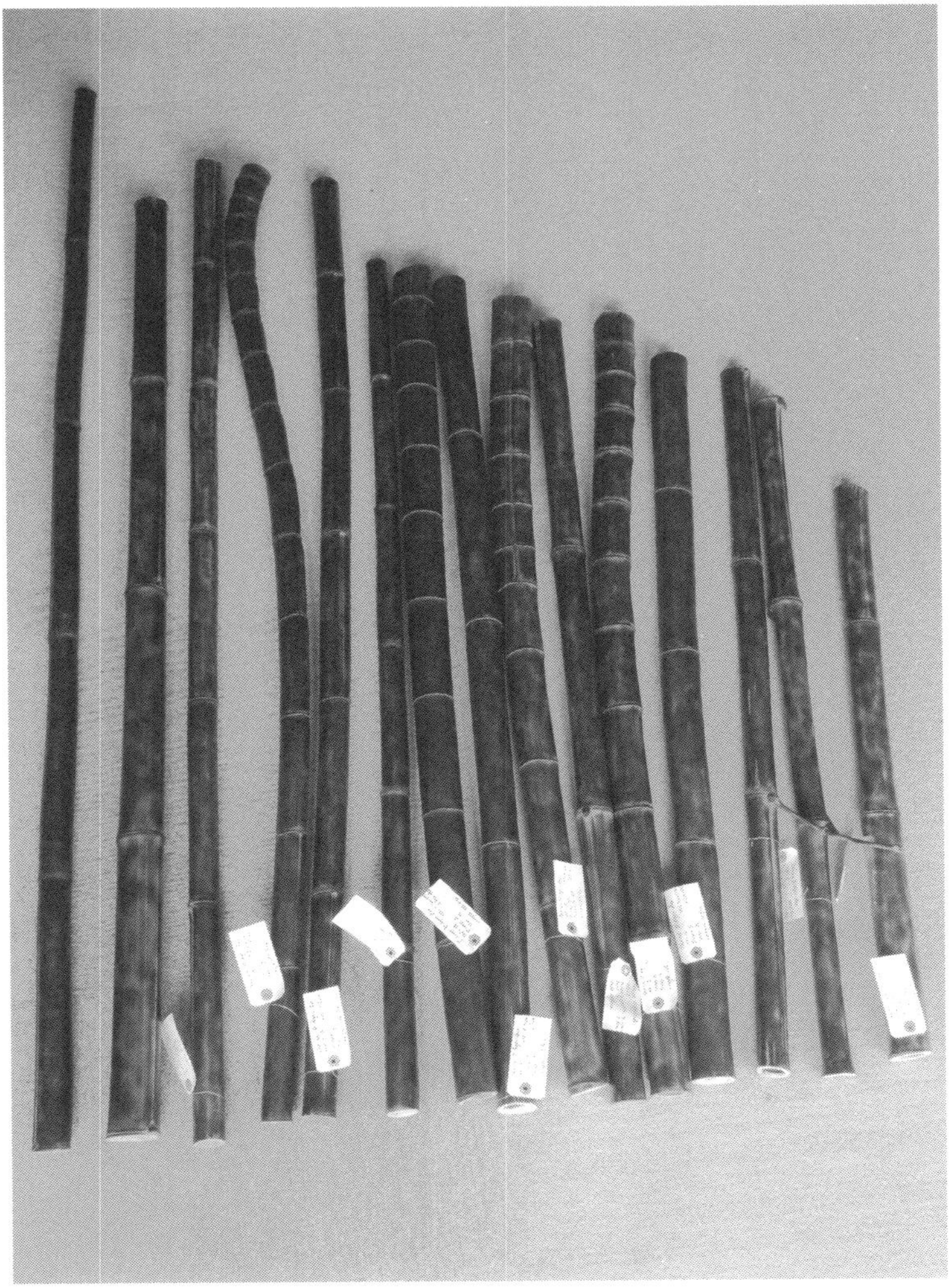

自作のバンブー・ディジュリドゥ。添付の札には、それぞれの長さ、太さによって決まる基本キーなどの情報が記されている。ユーカリの木よりこっちの方が日本人に合った音かも⁉

やや軽い音質だが、竹独特の倍音成分があって本当に心地よい。

私は自宅近くの1000年以上続く神社で良質の竹が穫れるので（もちろん許可を得て）、良い竹を探してはいろいろな太さ、長さで作っている。

② ディジュリドゥの鳴らし方

ディジュリドゥは先述の通り、唇をブルルと震わせて鳴らす。それ自体はそれほど難しくない。息が問題だ。

急いだり、力んだりしてはいけない。リラックスして、口の中心に小さな小さな空気孔（針の先のような）を作って、長くその音を維持する練習をする。

人間の肺の中にある空気は限られているから、細く長く吹かなければならない。一気にその空気を使ってしまったら、もちろん長く吹けない。

長く吹くのはもちろん持続音を目指したものだが、そこへ循環呼吸ができるようになると、半永久的持続音へと昇華する。

循環呼吸のやり方は次項でご紹介したいと思うが、まずはきちんと音が出る練習をしなくてはならない。

練習する場所も重要だ。最初は壁の前とか、屋根のある、音が響くところがいい。

私の友人のミュージシャンが、夜のオーストラリアの繁華街で吹いていたら、前にお

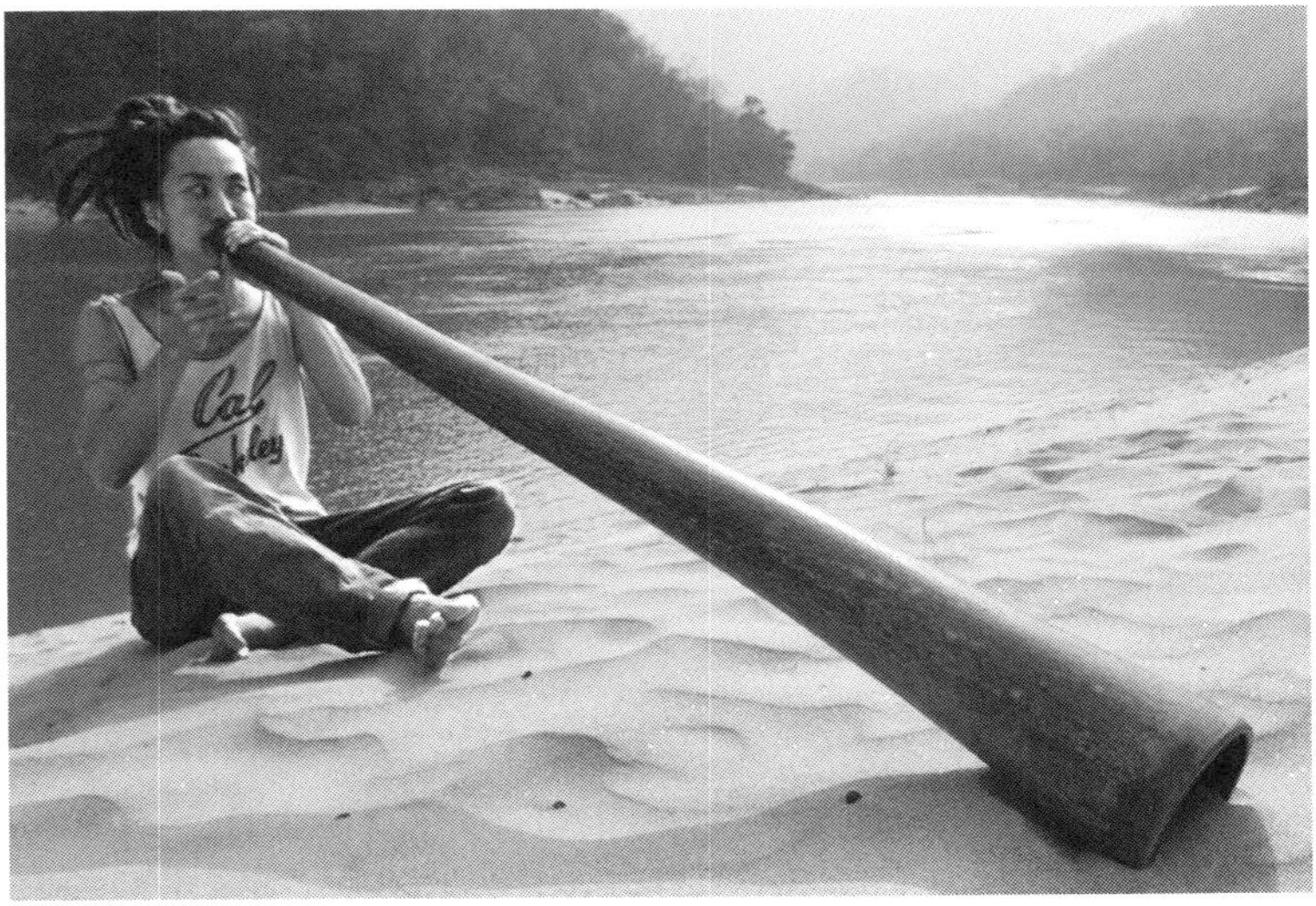

ヒマラヤ、シバプリのガンジス川のビーチにて。

まわりさんが馬に乗って通り過ぎ、その時に落とし物（ふん）が近くに落ちて、それを循環呼吸しちゃって大変な目にあった、と言っていた。やっぱり場所は重要だ。

呼吸を追究していくと、姿勢の大事さに気付くようになる。

背筋を伸ばして、首も真直ぐ、頭は上から吊るされているような感じで……とこれは、瞑想をする時の姿勢と同じだ。

正しくて余計な力が入らずリラックスできる姿勢、となると、答は定まっているのだ。

なお、私はディジュリドゥは、演奏する側も瞑想効果が得られる楽器だと思う。

もちろん考え考えやっている演奏で

は難しいが、なれてくれば無心で吹ける。無心で吹きながらその音に包まれる。包まれ、その音に身を委ねながら吹くのだ。

③ 循環呼吸のやり方

循環呼吸は、要するに〝吐きながら吸う〟ということをやる呼吸法だ。

これは、ディジュリドゥ奏者でなくても、できるようになるとメリットが大きいと思う。呼吸が鍛えられるのだ。

あまり呼吸を鍛える、ということをやっている方は多くないと思うが、誰もがいつも絶え間なく行なっているのが呼吸である。より良くできれば、何をやるにもやりやすくなるに決まっている。

ふだん、多くの人は無意識に呼吸が浅くなってしまっている。浅い呼吸は必然的にせわしない呼吸となる。

少し運動するとすぐ息が上がってしまう方は、まず呼吸が浅いことが原因としてあげられる。すっと何気なく吸っても多くの空気が入るのが、深い呼吸だ。

循環呼吸ができるようになると、とくに鼻の通りが良くなる。

鼻は外見上動かない器官なので、鍛えれば良くなったり強くなったり、というところから除外されがちだが、実は呼吸においては口よりもその果たす役割が大きい。

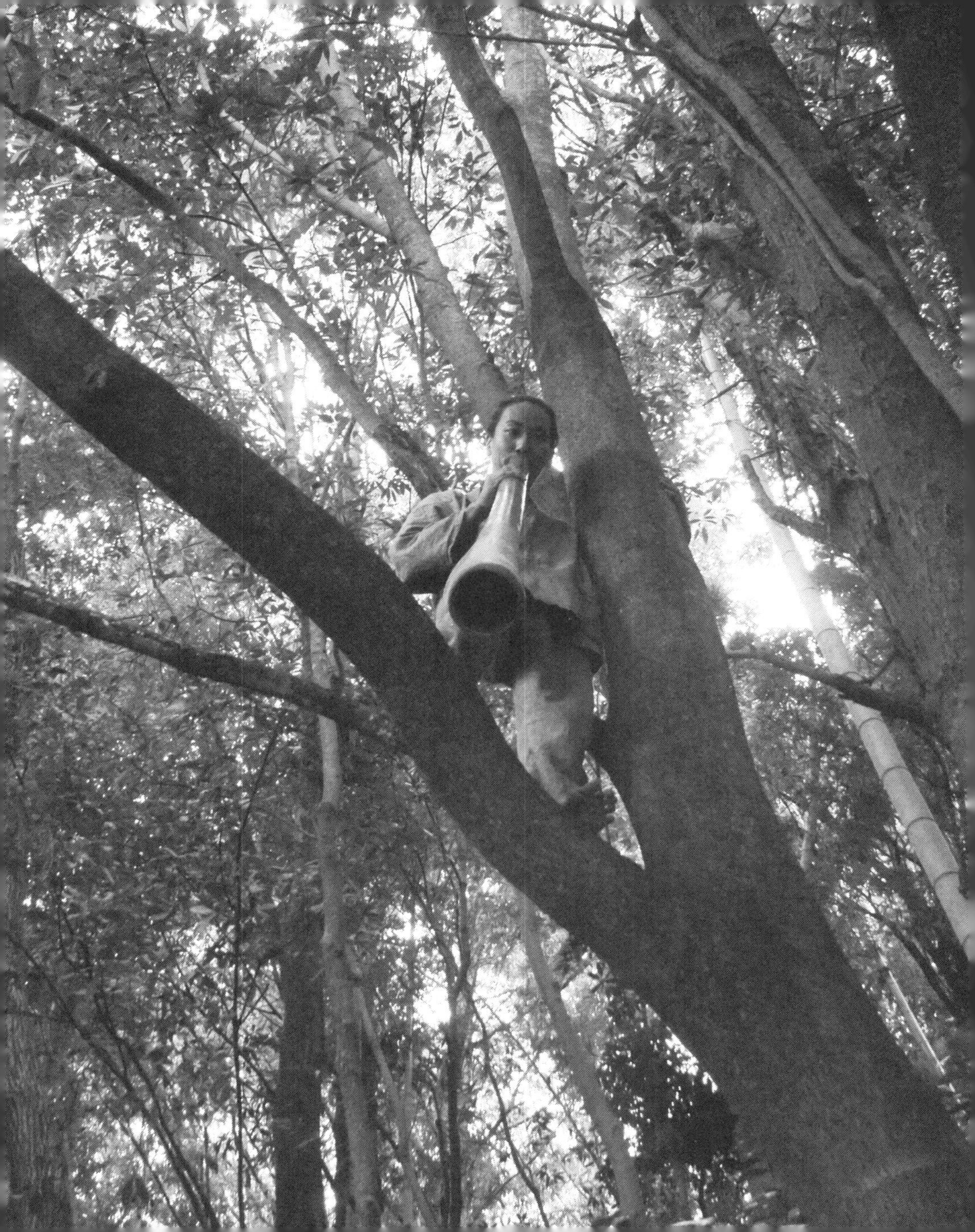

1

ほっぺたを膨らませて、口腔内の空気を維持して膨らんだ状態をキープしながら、鼻のみで呼吸する。

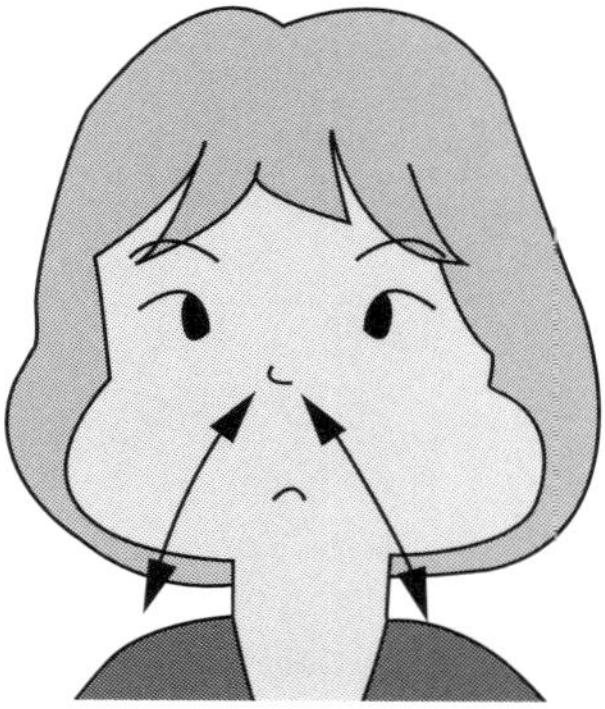

静かで効率良く呼吸できるかどうかは、鼻腔気道の吸排気をどれだけ効率的にできるか、次第なのだ。

◉循環呼吸練習法

以下の4段階の呼吸を、順を追って練習してみてほしい。

1　ほっぺたを膨らませて、口腔内の空気を維持し、鼻のみで呼吸する。
2　そのほっぺたの中にある空気を、両手で押すことによって口から吐き出す。この時、唇を震わせて音色を作る。
3　ほっぺたを両手で押して、中の空気を押し出した瞬間に鼻で息を吸い、同時に唇でも音色を作る。
4　〝3〟の「空気を押し出す」部分を手を使わずにほっぺたの筋肉のみで行な

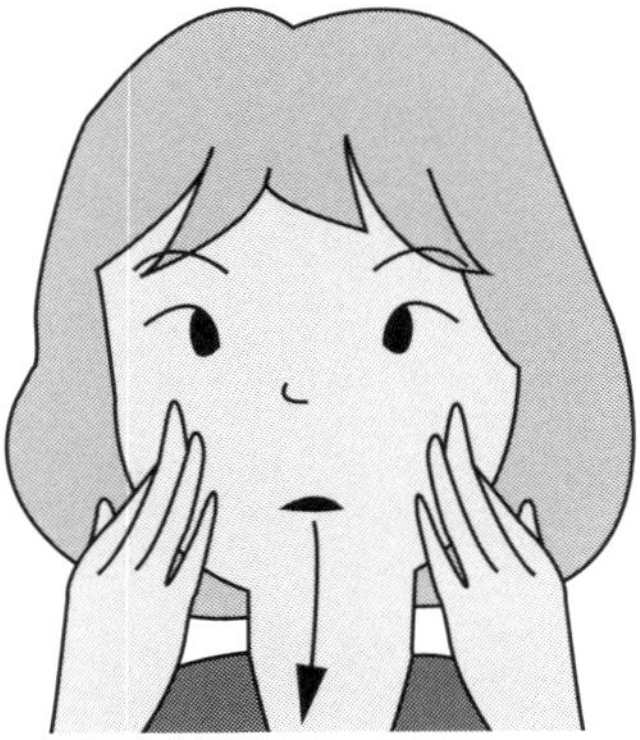

2

そのほっぺたの中にある空気を、両手で押すことによって口から吐き出し、この時に唇を震わせて音色を作る。

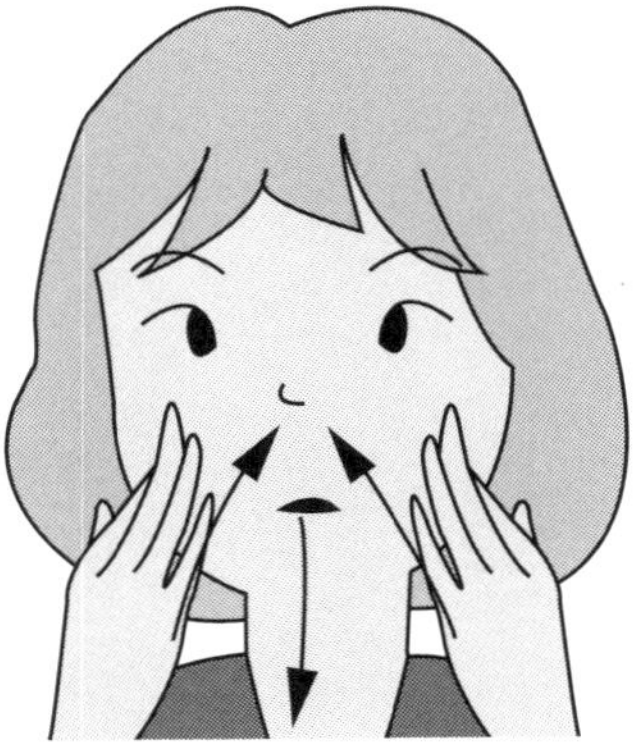

3

ほっぺたを両手で押して、中の空気を吐き出した瞬間に鼻で息を吸い、同時に唇でも音色を作る。

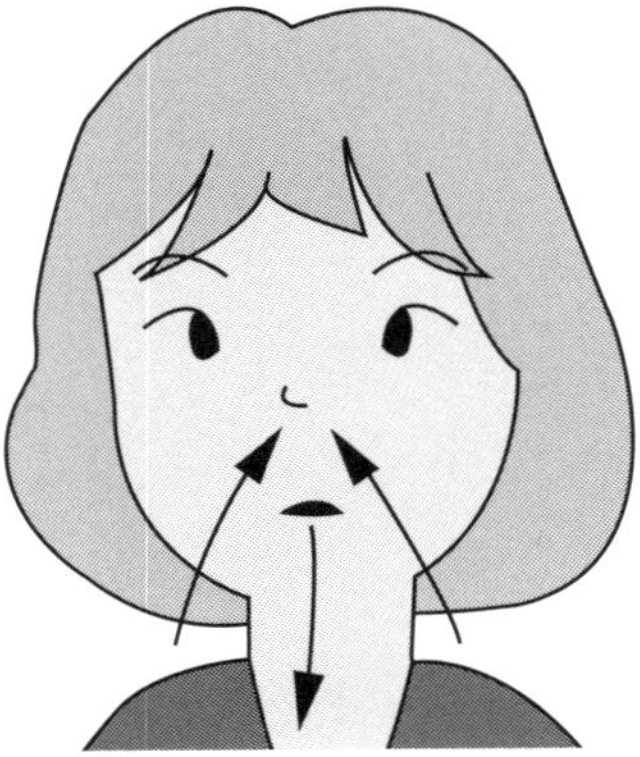

4

上の"3"のうちの「空気を押し出す」部分を手を使わずにほっぺたの筋肉のみで行なう。

ディジュリドゥ吹奏の中での循環呼吸

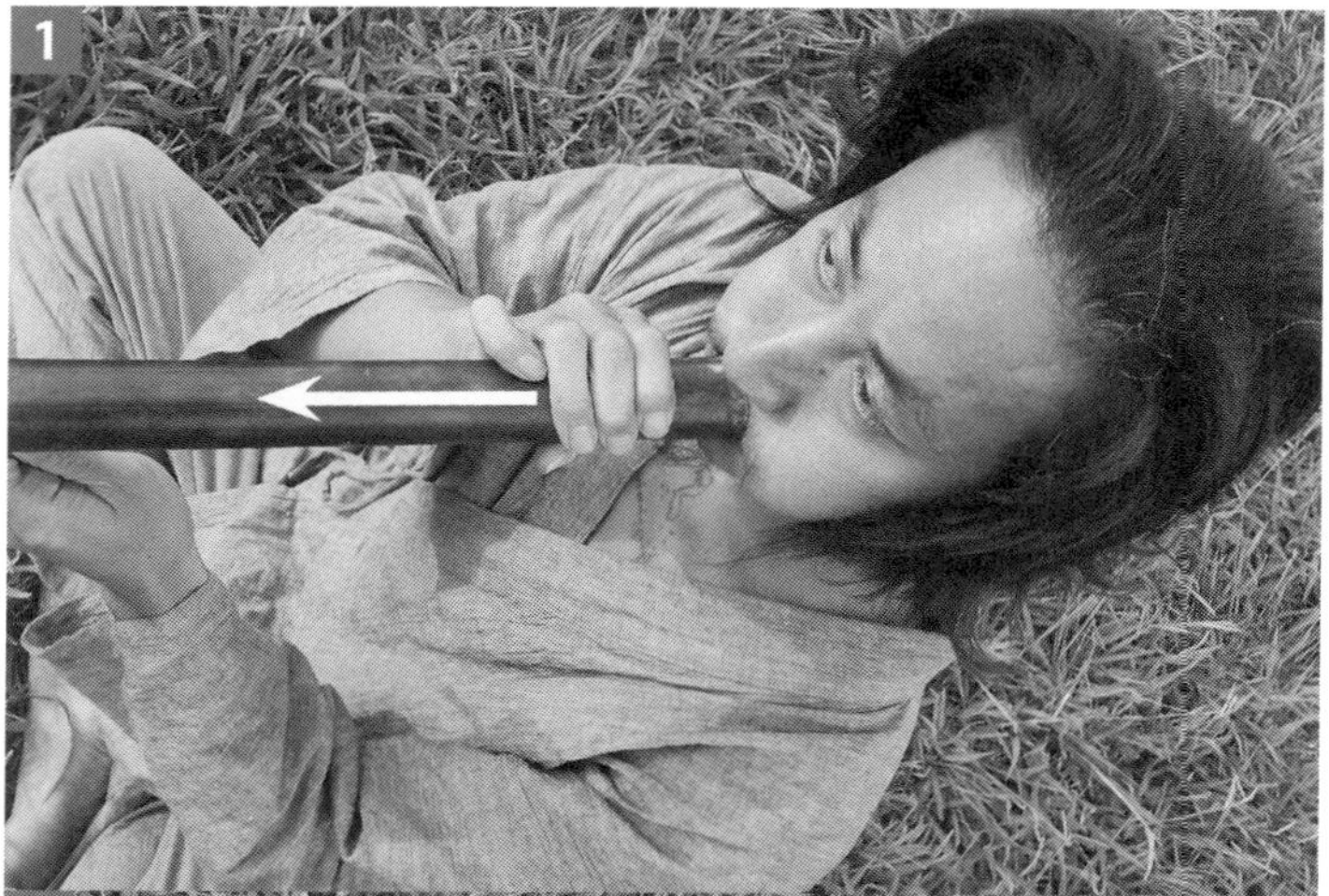

1
ほっぺたに息をためながら、吹く。

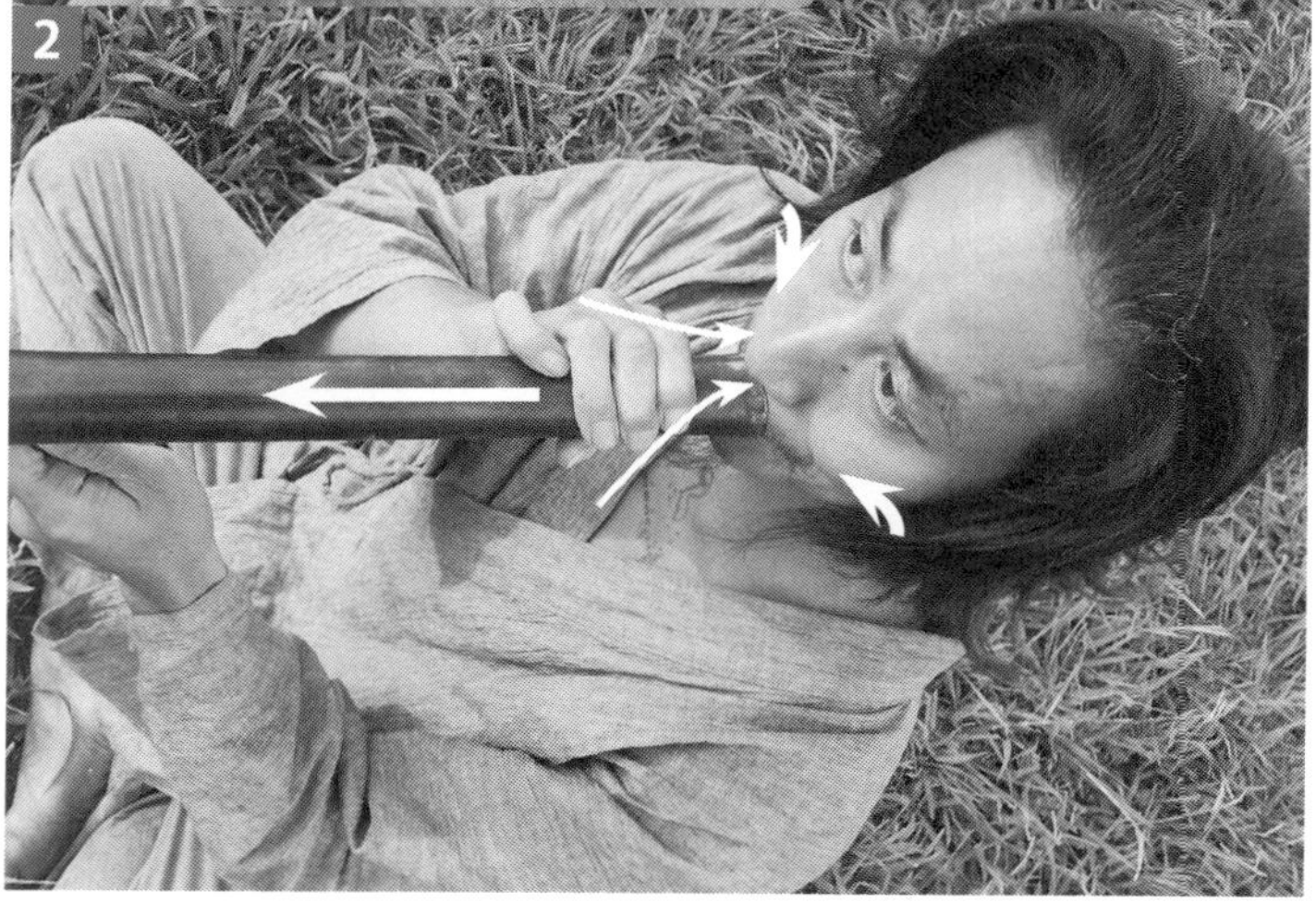

2　ほっぺたの力で吹き出しながら、同時に鼻から吸う。"1" "2" を繰り返す事によって、途切れることなく鳴らし続けられる。

う。

いかがだろうか?

〝4〟までいけたら、あなたは循環呼吸ができている。

最初はけっこう疲れると思う。それは、普段使わない部分を使っているからだ。それはほっぺただけのことではない。手順中の3や4で吐きながら同時に鼻で吸う、これを瞬間的にもの凄く効率良く行なわなければならないが、普段はやらない使い方だ。呼吸筋や肺や、口腔・鼻腔周りの筋肉等が総動員されて実現されてくるのだ。

普段使わない部分を使う、それだけで、呼吸を効率的に拡大させるトレーニングになっている。

4 〝持続音〟のもう一つの意味

半永久的持続音は、癒しの音である以外にも、また別の意味がある。

それは、意識を切らさない、ということだ。

常に鳴り続けているのだから、当然意識の途切れもない。武術的に言うと、一分の〝スキ〟もない。

「ずっと意識を張り続けているなんて大変！　疲れそう!!」と思う方も多いかと思う。

そうなのだ。疲れるような意識の張り方をしていては、到底半永久的持続音などできない。

意識を切らさないためには、頑張ってはいけないのだ。

何も起こっていないのに「意識を切らしちゃいけない！」と頑張るのは、あたかもまばたきを我慢するために最初からずっと瞼に力を入れているようなものだ。じきに力尽きてパチッとなってしまうに決まっている。

〝波〟をなくすことが大事なのだ。これは瞑想も同様。瞑想とは、〝波〟をなくす作業である。

かといって、周囲の環境にまったく無反応、鏡のように真っ平ら……を目指すのではない。周囲の変化に対する自身の反応を、抑制しようとして頑張ったりしてはならない、ということだ。

いかになるがままに任せておけるか、そこが途切れずに半永久的持続を実現するための〝鍵〟である。

瞑想もぜひそこを目指してやってみてほしい。

第5章
さまざまな瞑想

① 人間に瞑想が必要な理由

私は、瞑想は心眼を開くための術だと思っている。いつも考えて、考えて行動に移していると疲れてしまう。よくよく考えてみれば、考えずに行動できる人も、また考えずに行動してしまってよい場面も、現代社会においては少ないだろう。私も今よくよく考えてしまったし。

たまには頭を空っぽにしてあげよう。自分の魂を磨く、少しだけの時間を自分自身にプレゼントするのだ。そのような時間を作っておくと、そのうち忘れた頃、というか、それが当たり前になってきた頃、人生に変化が生まれてくる。

すぐ効果が出ない、といって諦めてはいけない。

毎日必ずやれ、とは言わないが、ゆっくり、自分のペースで、少しずつ空いた時間に行なえばよい。

そうすればきっと自分も周りも変わってくる。

瞑想やヨガを日常に組み込むと、まず、やる気が出る。本当にやりたいことに、気持ちよく、さわやかに向かっていけるだろう。今まで考えつかなかったようなアイデアや、クリエイションが生まれてくるだろう。そうすると今度は自分に自信が生まれてくる。自信が生まれてくると、今度は内側から輝いてくる。

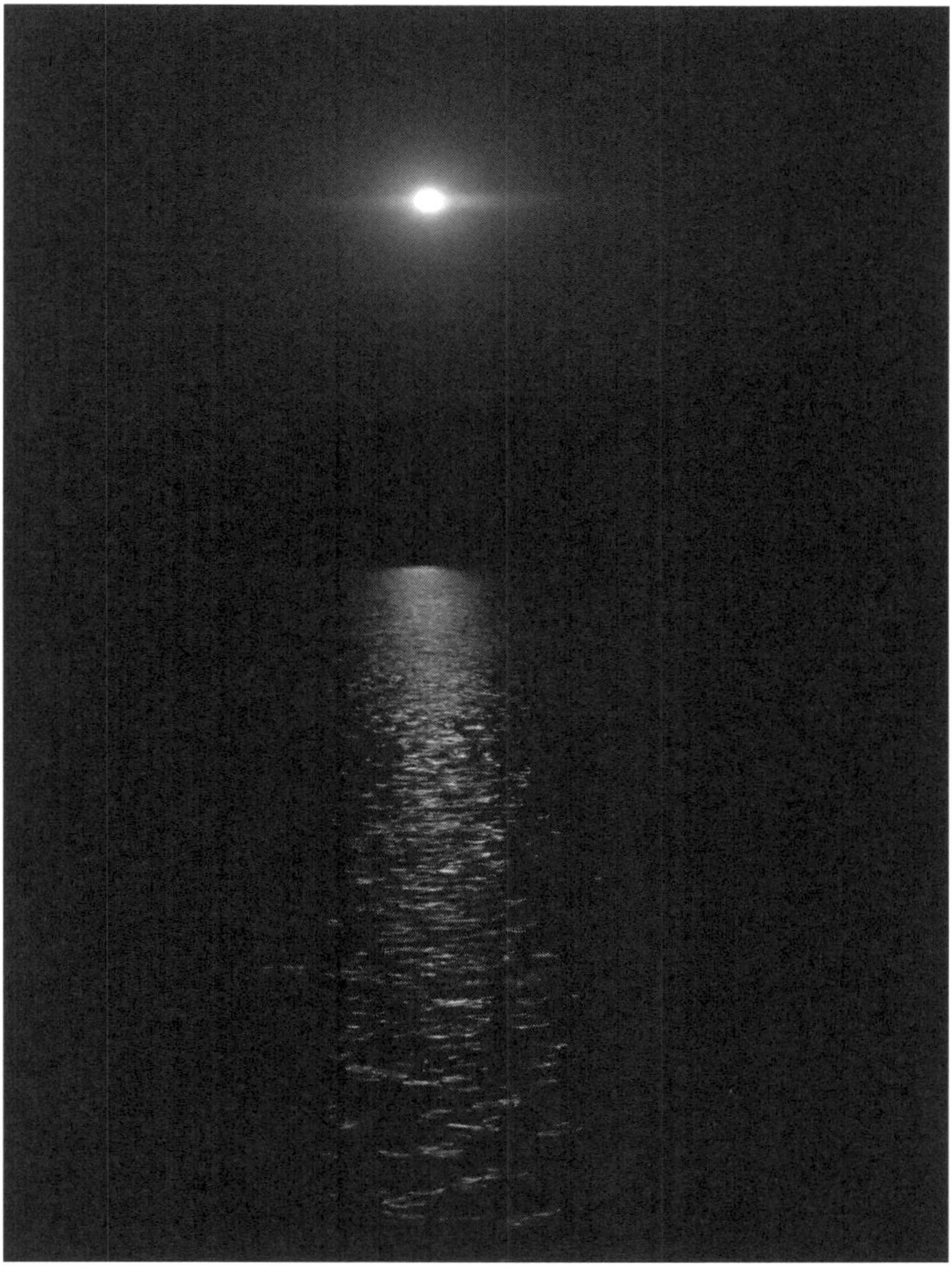

西アフリカ、ギニアからガンビア、セネガルへ向かう途中の船で見た月。

「なんでヨガや瞑想をするの？」とよく聞かれる。

私はこう答える。

人間にはたくさんのエナジーラインがある。アジアではそれらを〝セン〟と呼ぶ。背骨や骨髄にとくに重要な神経が走って、流れている。

ヨガでまず凝り固まった身体をほぐしていく。とくに背骨をほぐしていくと、身体の氣が通りやすくなり、明日への活力があなた自身から生まれてくる。

身体がほぐれると、自然に心も開いていく。オープンになる。

友達や家族はもちろん、他人とも、今ひとつ疎遠だった人とも、話すのが楽しくなる。

人は生まれてからずっと呼吸している。死ぬまでだ。瞑想やヨガで、その呼吸を意識する時間を自分の中に取り入れてみると、呼吸をするのが楽しくてしようがなくなる。

身体も心も柔らかくすれば、呼吸も氣も通りがよくなる。気持ちよく毎日を生きていけるのだ。

と、こんな風に書いてみると、心も身体も「リラックス」も「集中」も「感覚の開放」も呼吸も氣の流れも、みんな繋がって、よい作用を及ぼし合うことがわかる。全部を一度に良くしようとする必要はない。取り組みやすいところから取り組めば、自然にプラスの相乗効果が生まれてくる。

本章では、ちょっとしたフィジカル・アプローチや、さまざまなアプローチの違った瞑想法をご紹介してみたい。

② 飛行機内での体操法

めったに飛行機に乗らない方は読み飛ばして欲しい、という話ではもちろんない。誰にも大変役に立つ内容なので、どうか参考にしていただきたい。

エコノミー症候群は飛行機だけの話ではない。丸一日パソコンに向かいっぱなし、という仕事の方は多いだろう。上司の目が気になって、気分転換に席を立つことすらままならない方は、冗談抜きに多いはずだ。

また、それにも増して深刻な状況がある。災害に遭った時の避難所生活だ。最近は地震、津波、台風、大雨、と深刻な自然災害が増えている。実際の避難所生活をされた方はもちろん、もはや誰もが明日は我が身と考えざるを得ない。

避難所は他人同士が肩寄せ合っている環境だ。精神的な意味からも自由に振る舞うなんてとてもできない。実際、避難所生活の中で体を悪くされている方は大変多いという。ほんの一時のもの、と考えている方は多いかもしれないが、実際の避難所生活は何日間にも及ぶケースが多い。

まずは、背筋を真っ直ぐ、首も真っ直ぐにして、頭は上から吊るされてるように意識して姿勢を正してみよう。そして股関節をゆるませる。

飛行機内体操　① 目の運動

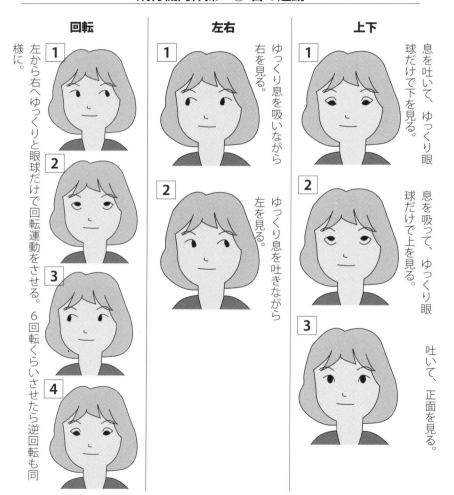

回転

1

2

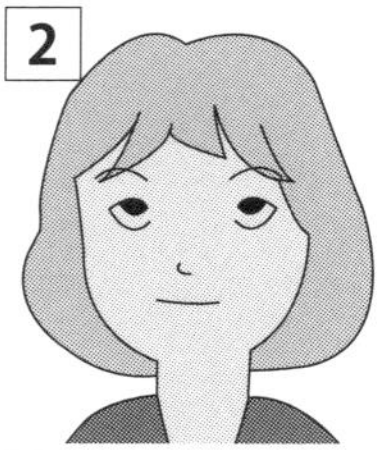

3

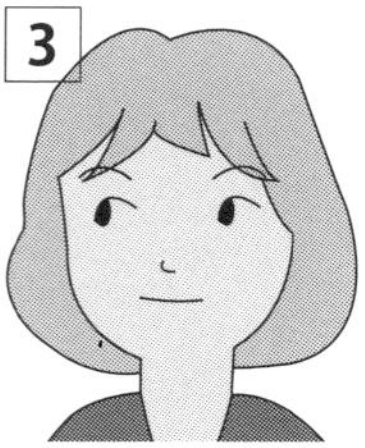

4

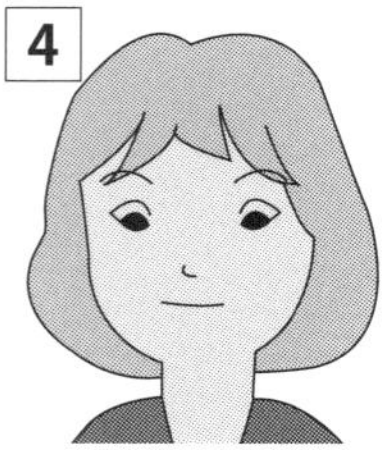

左から右へゆっくりと眼球だけで回転運動をさせる。6回転くらいさせたら逆回転も同様に。

左右

1

ゆっくり息を吸いながら右を見る。

2

ゆっくり息を吐きながら左を見る。

上下

1

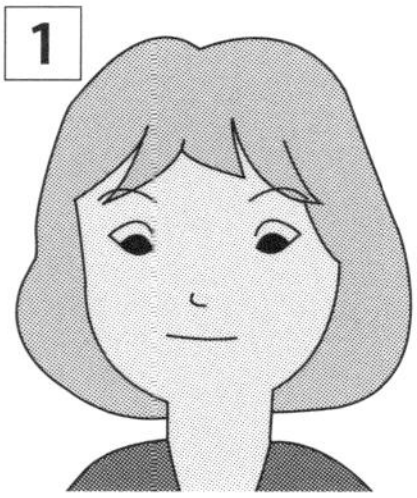

息を吐いて、ゆっくり眼球だけで下を見る。

2

息を吸って、ゆっくり眼球だけで上を見る。

3

吐いて、正面を見る。

目の運動が一通り終わったら、一分間ほど両掌をこすり合わせて温め、その温まった掌を閉じたまぶたに当てる。

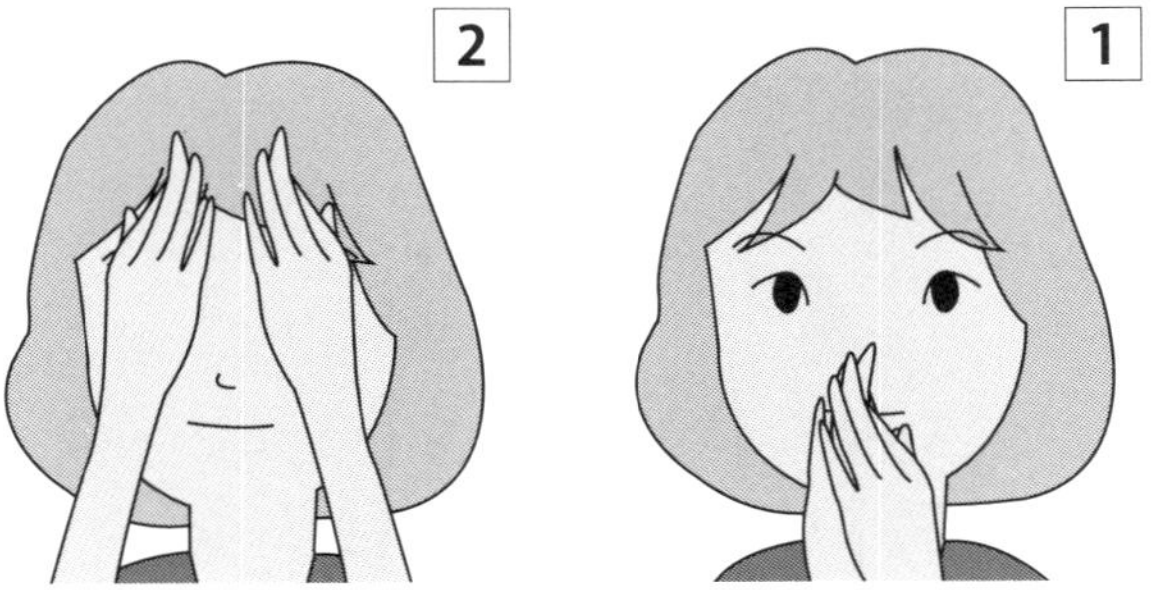

これだけで、呼吸も楽になり、血の巡りもよくなってくる。

しかしこれだけでは満足すまい。

席に座ったままでできる、身体ほぐしをご紹介しよう。

周りに迷惑をかけないように、ゆっくりやってみよう。

① 目

まず、目のエクササイズだ。息を吐いて、ゆっくり目だけで下を見る。続いて、息を吸って目だけで上を見る。吐いて正面を見る。

一呼吸置いて、ゆっくり息を吸いながら目だけで右を見る。ゆっくり吐きながら左を見る。ここまでのサイクルを何回か繰り返す。

次は目だけで回転運動をさせる。右回し、左回り6回転ずつくらい行なう。

続いて一分間ほど掌と掌をこすり合わせて温め、ゆっくりとまばたきを何回かしてから目を瞑り、その温まった掌を閉じたまぶたに当てる。

飛行機内体操　② 伸び

② 伸び

両手を組んで、キューッと上に伸ばす。とくに、硬くなった背中、腰も一緒に伸ばす意識で行なうとよい。

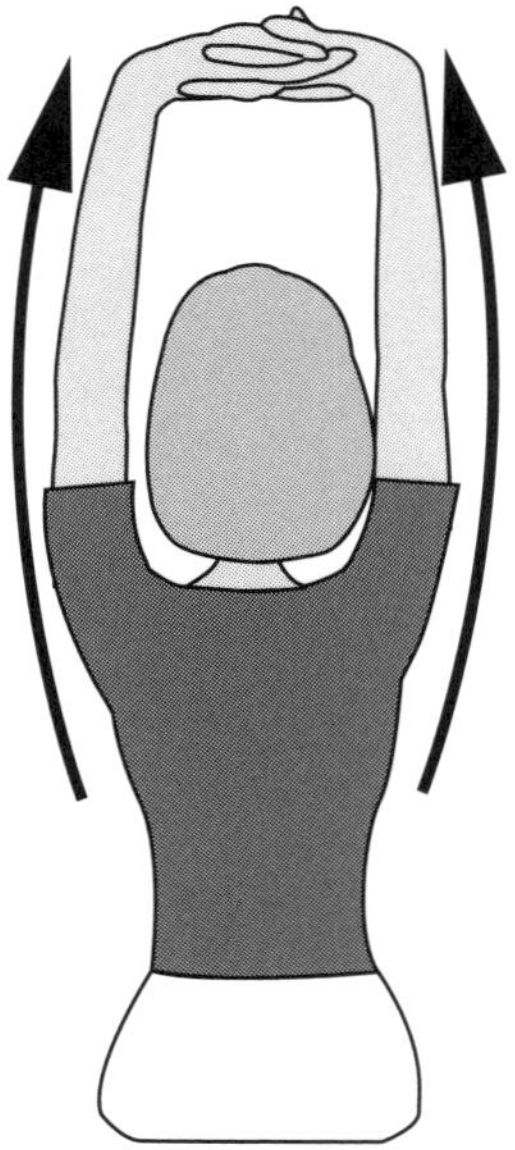

両手を汲んで、キューッと上に伸ばす。背中や腰も一緒に伸ばす意識で。

飛行機内体操 ③ 足

③ 足

靴を履いたままでよいので、ゆっくりと息を吐きながら、足首を前に倒す（甲を伸ばす）。続いて息をゆっくり吸いながら、つま先を自分の方へ持ってくる（踵～アキレス腱を伸ばす）。これを何回か繰り返す。

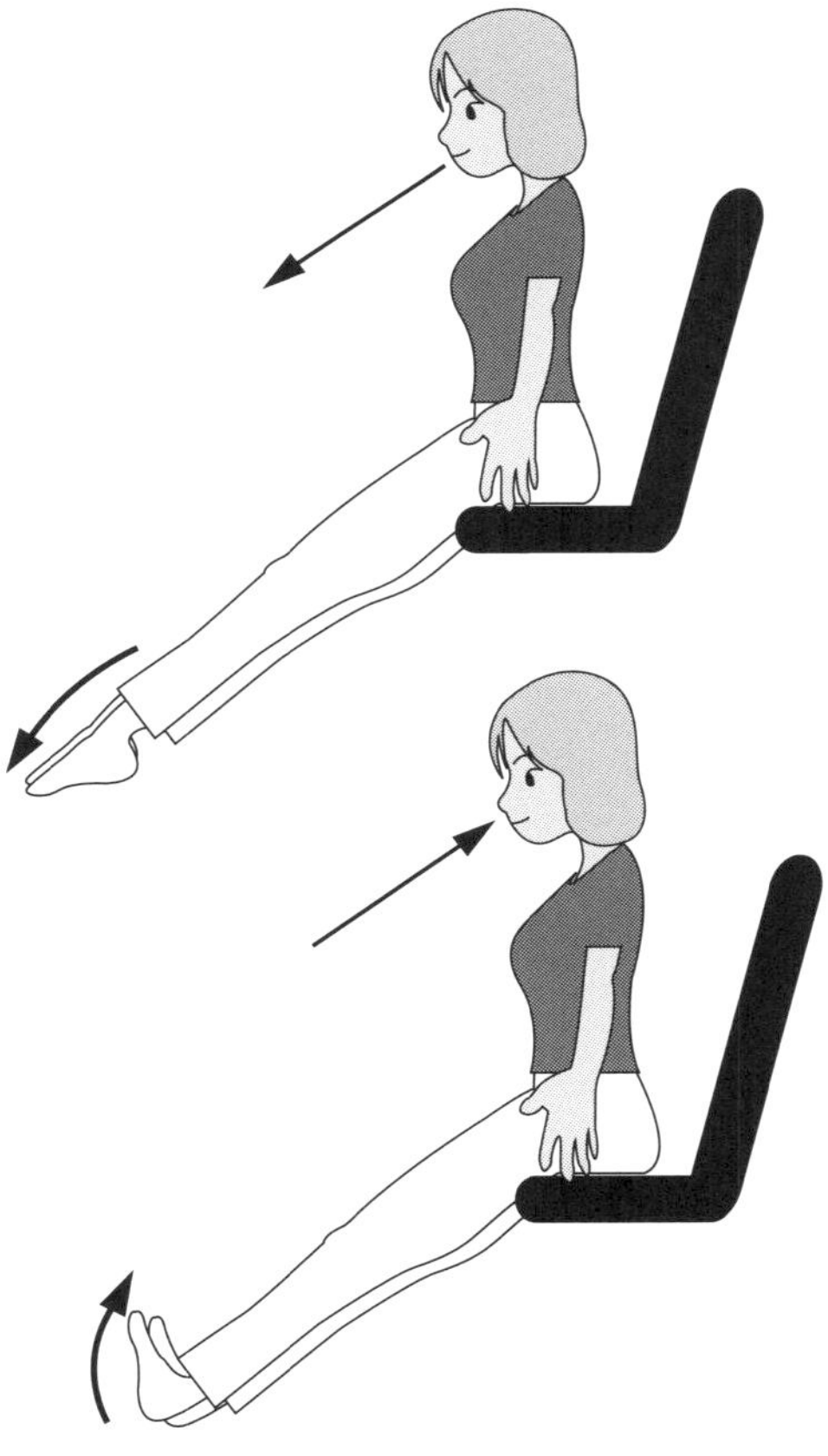

ゆっくりと吐きながら、足首を前に倒す（甲を伸ばす）。続いて息をゆっくり吸いながら、つま先を自分の方へ持って来る（踵～アキレス腱を伸ばす）。これを何回か繰り返す。

飛行機内体操　④ 手首

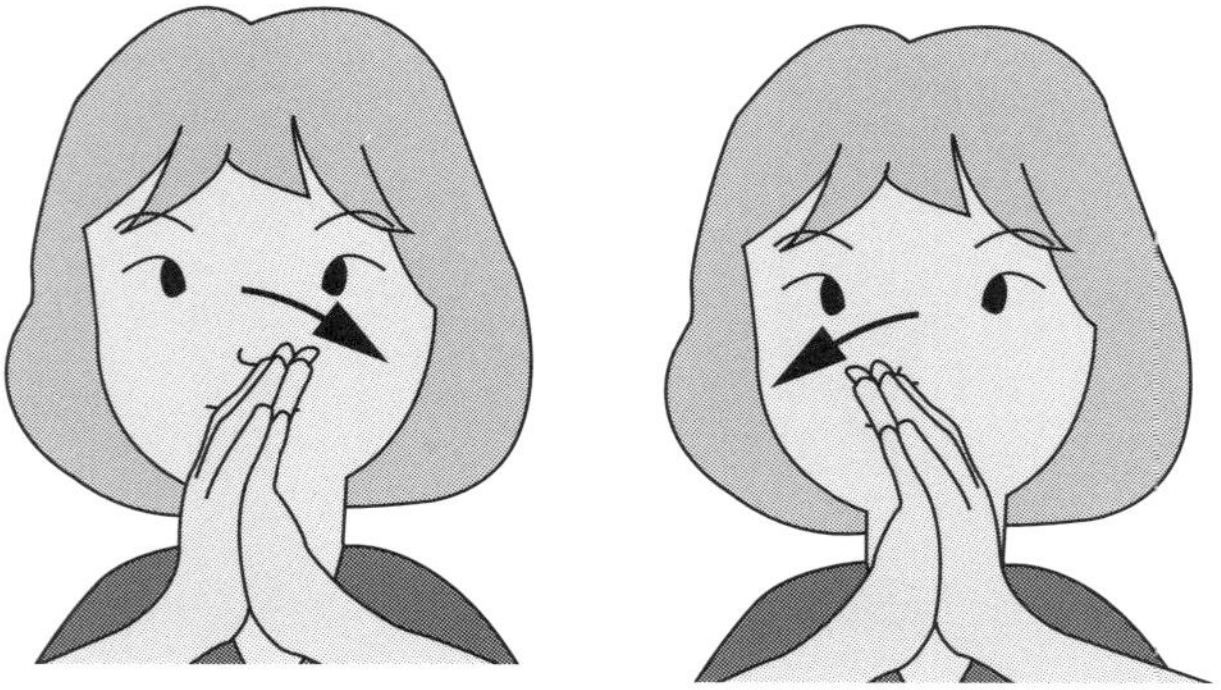

合掌をして、指をゆっくりと右側へ倒す。次に左側へ倒す。これを何度か繰り返す。

④ 手首

合掌をして、５本の指をゆっくりと右側へ倒す。次に左側に倒す。これを何回か繰り返す。

両腕をリラックスして、しばらく深く長い呼吸を楽しむ。

⑤ 肩

まずは肩の力を抜く。息を吸って右の肩を上げて、ゆっくり吐きながら力を抜いて下に下ろす。次に息を吸って左の肩を上げて、ゆっくり吐きながら下ろす。これを何回か繰り返す。

右肩を前から上げつつ後ろへ回し、続いて左肩も前から後ろに回す。交互に何回か繰り返す。

反対向き（後ろから前へ）も同様に行なう。

肩の力を抜き、深く長い呼吸を楽しむ。

あとは、瞑想法等なら座席にいるまま楽し

飛行機内体操　⑤ 肩

1

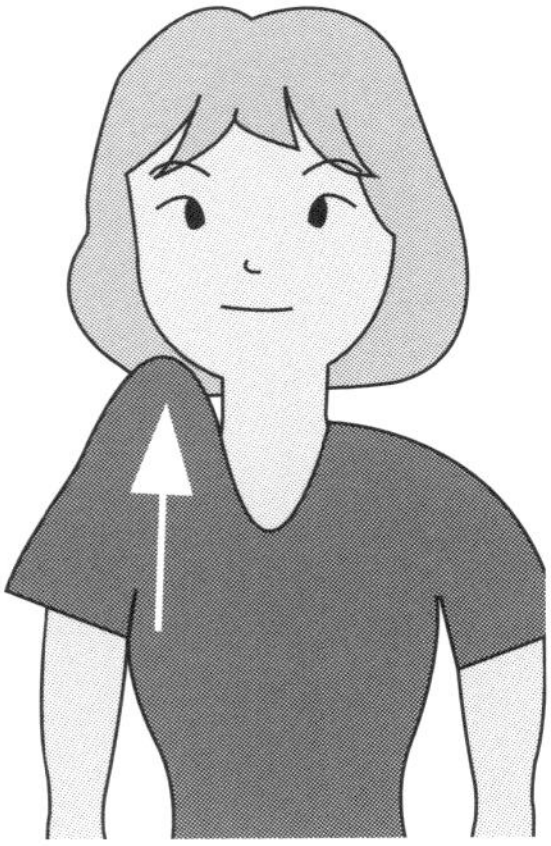

まず両肩の力を抜き、息を吸いながら右肩を上げる。

2

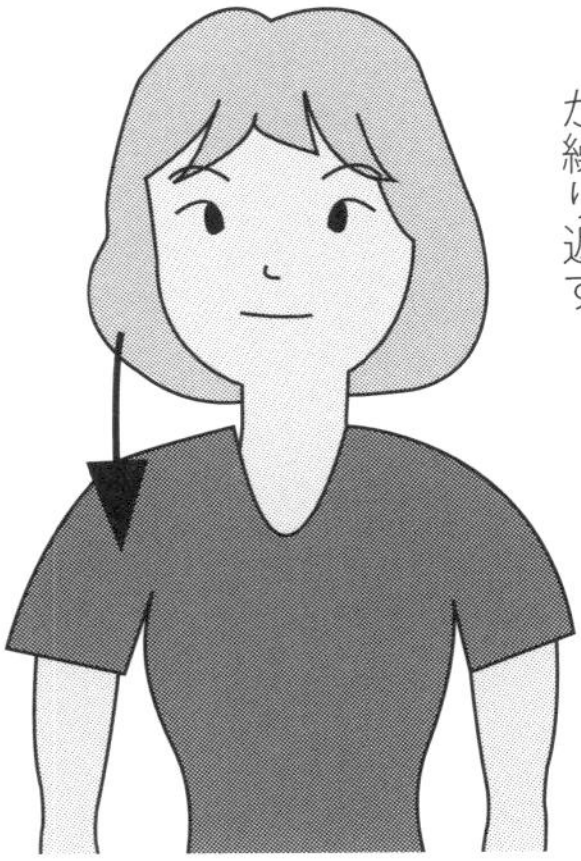

ゆっくり息を吐きながら、力を抜いて下に下ろす。左肩も同様に行ない、これを何回か繰り返す。

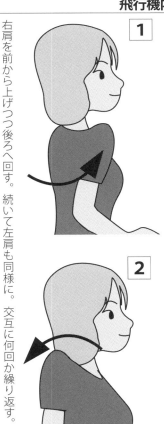

1

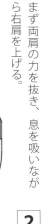

2

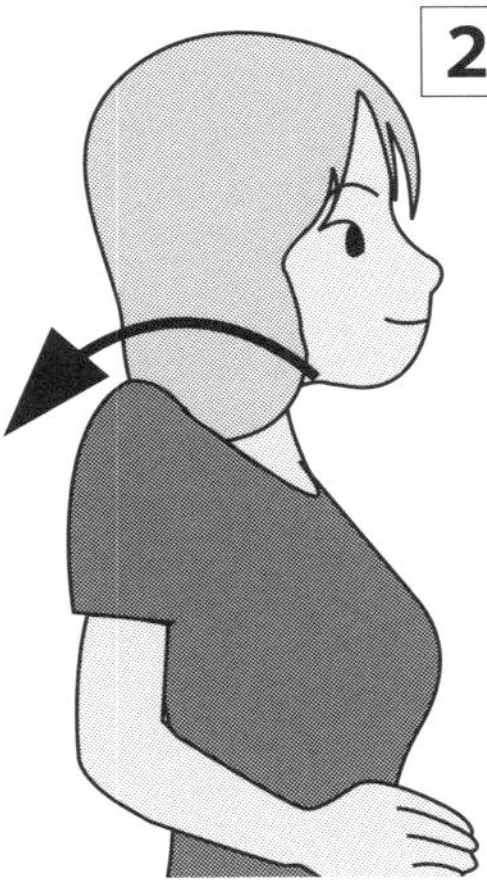

右肩を前から上げつつ後ろへ回す。続いて左肩も同様に。交互に何回か繰り返す。反対向き（後ろから前へ）も同様に行なう。

んで行なうことができるだろう。

化粧室が空いたら、もう少しやってみたいことがある。立って行なう体ほぐしだ。寝たきり、座ったきりだと必ず腰が痛くなる。本当は歩く事ができれば理想だが、立つだけでもずいぶん違う。

⑥ 腰

足を肩幅に開いて立って、背筋真っ直ぐ、首も真っ直ぐ、頭は上から吊るされてるようにして、腰に側面から手を当ててゆっくりとローリング運動を行なう。反対向きも同様に。股関節をゆっくりとゆるめて行なうこと。

続いてねじり運動。両手を腰に当てるか、両腕を曲げて指先で肩を触り（肩ムドラ＝上体の回転運動を深くさせる効果がある）、息を吸いながら、吐きながらでゆっくりと体をねじる。手を置く場所によって効く部分も変化するので、いろいろ試してみてほしい。

最後はゆっくりと深呼吸から両手をいっぱいに上げて、ゆっくり吐きながら前屈をする。とくに背中を伸ばすことを意識する。

何回かゆっくり繰り返し、最後は感謝を込めて、合掌して終了。

ここでご紹介した体操は、座ったままで、あるいは立って一歩も動かないでできる、

飛行機内体操 ⑥ 腰

腰に側面から手を当てて、ローリング運動。右回り、左回りともに数回ずつ行なう。

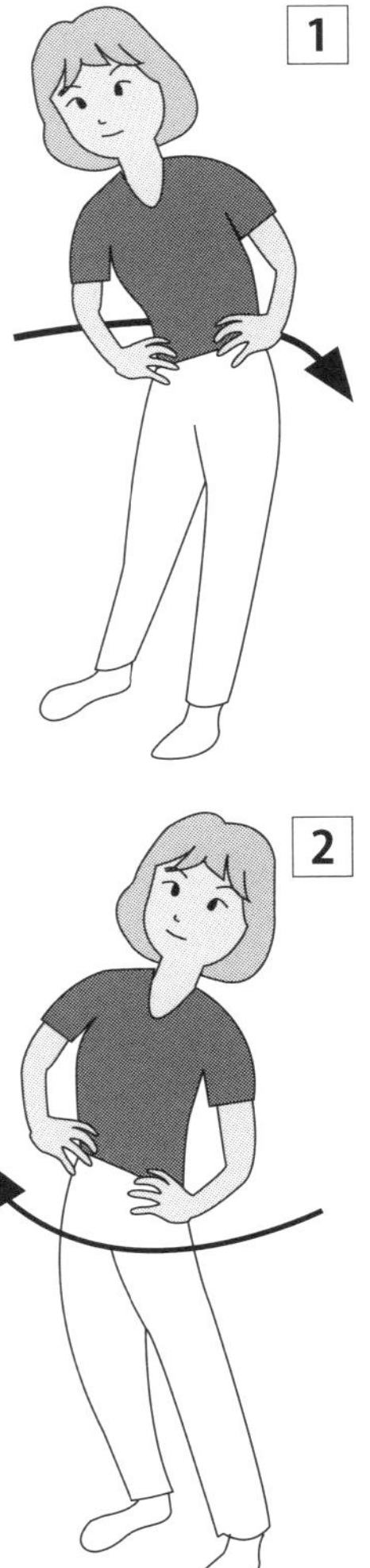

腰に側面から手を当てるか、両腕を曲げて指先で肩に触れる形（肩ムドラ）でゆっくりと体を左右にねじる。

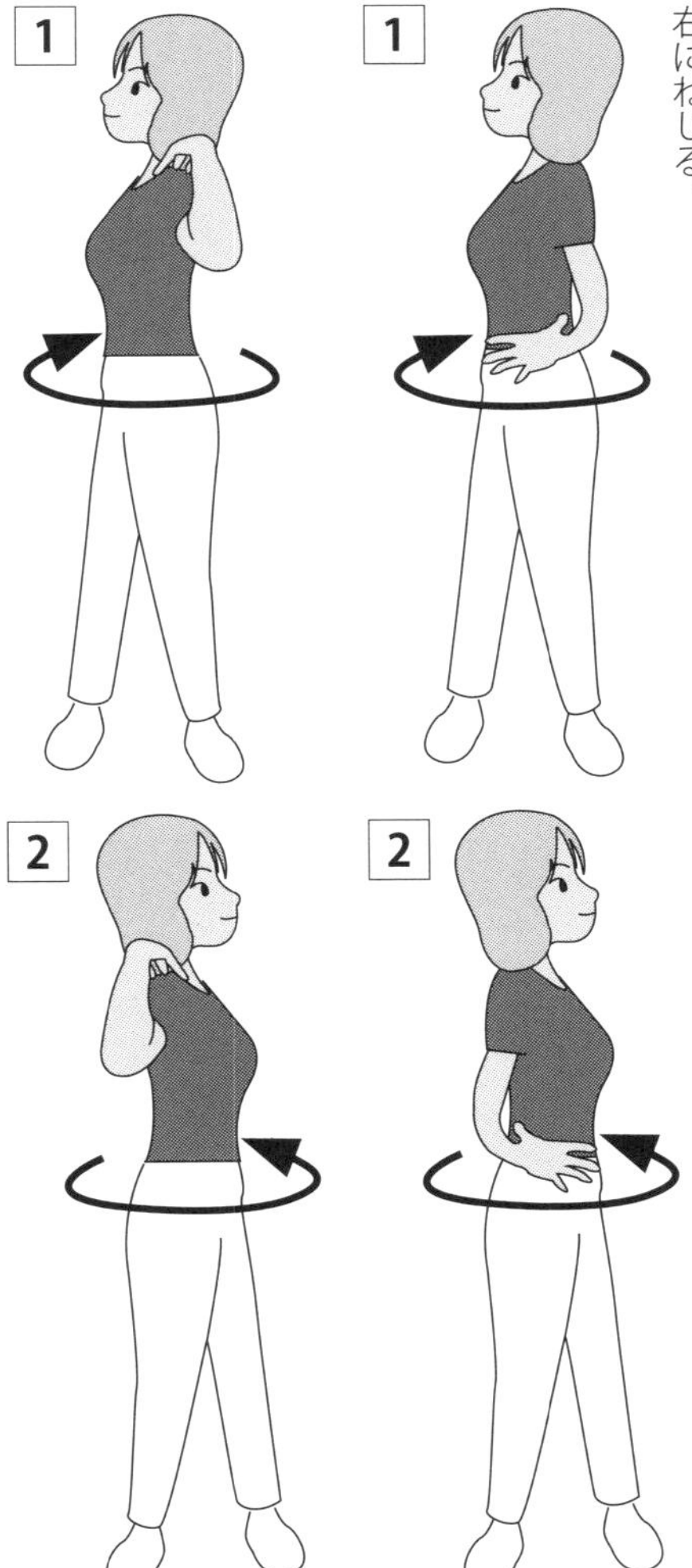

深呼吸から、両手をいっぱいに上げて、ゆっくりと吐きながら前屈をする。背中を伸ばすことを意識して。

1

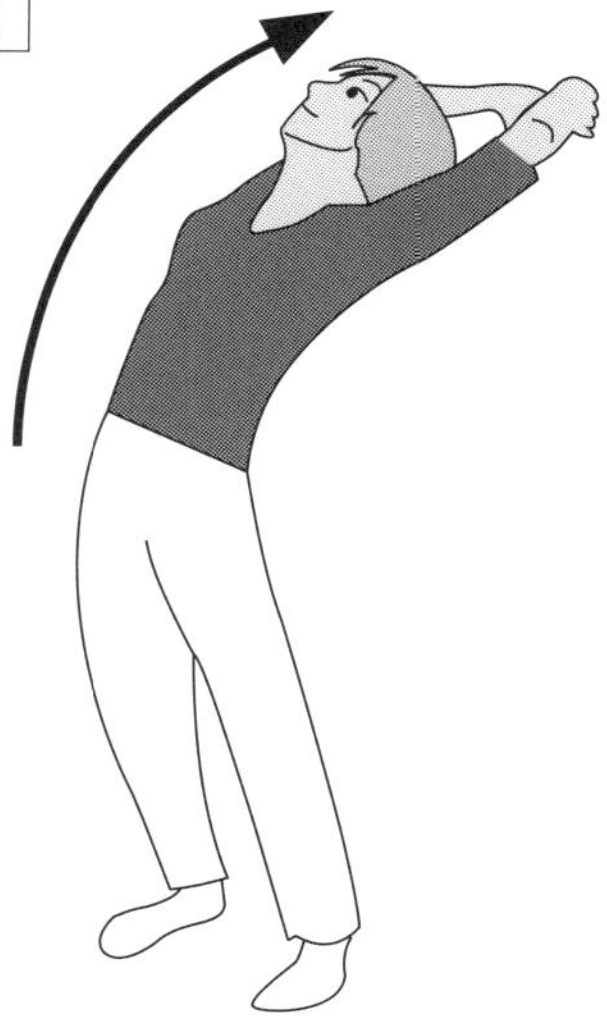

2

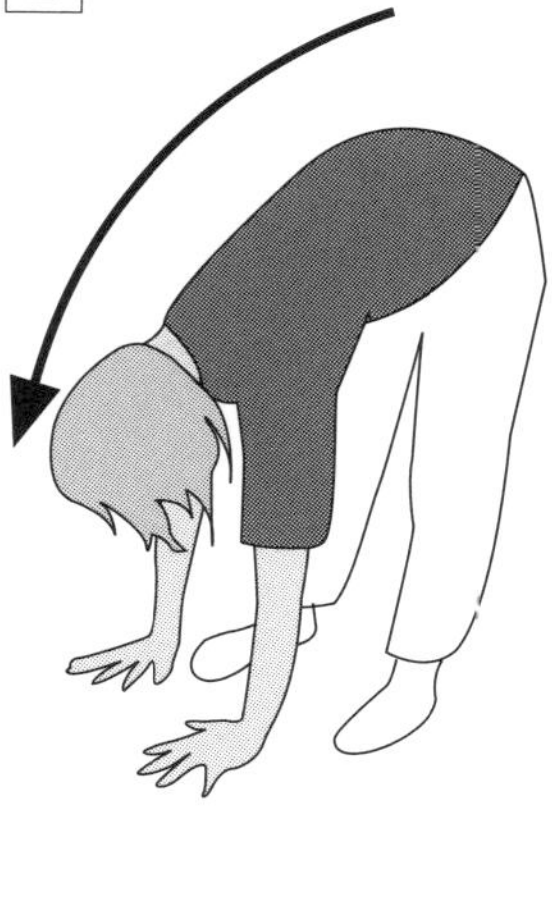

本当に狭い空間で成立する身体ほぐしだ。

これをもっともっと動きを小さくして、もはや体は動かさないくらいにもっていったものが、瞑想なのだ、という言い方もできそうな気がする。

体操は体を扱うもの、瞑想は精神を扱うもの、というような分け方はしない方がいい。体と精神はまったくもって繋がっていて、もはや同時に扱うべきものだ。ここからはいよいよ、さまざまな瞑想法をご紹介していきたい。

③ ダーマさん瞑想

ドイツの南も美しい都市、ミュンヘンに滞在していた時、心の優しいスリランカ人のお坊さん、ダーマさんと知り合った。

自分の住んでいたアパートメントを快く私に提供して下さり、毎日のように遊びに来てくれて、歌やギターのセッションをした。

彼は日本語も流暢に操り、「四季の歌」なんかをレパートリーにしていたくらいだ。

ある日、私は彼にこう聞いた。「簡単な瞑想のやり方はないか？」と。

いや、楽をしたかった訳ではないが、シンプルなテクニックを知りたかったのだ。

するとダーマさんはこう言った。

「呼吸をしていて、空気が体のどこにあるのかをゆっくり感じながら行なうのだ」

鼻の穴からゆっくり空気が入って、気管を通って、ゆっくり肺に向かう。肺のボトム、底の方からゆっくり肺を空気で満たして、横隔膜は下に下がる。肺からまた気管を通ってゆっくり鼻に戻って排出されていく。

こうやって意識してみると、惰性でやるのとはえらい違いだ。

よく、仙人は霞を食って生きているというが、空気が美味しくてしかたないのだろう。

ということは、呼吸が楽しくてしかたない、ということだ。そんな気がしてくる。

ぜひ、試してみてほしい。ダーマさんが教えてくれた、この呼吸を意識した瞑想法を。

ある意味、呼吸よりも大事なものなんて、そうはないはずだ。

④ ジャパ瞑想

これは、いろいろな宗教にあるテクニックだ。我々にもなじみのある数珠を用いて行なう。

伝統的には、マントラ、聖音で組み合わされた、力強いお経のような歌を使ったりする。ヨガで有名なやり方だと「オン　ナモ　シバ　ヤ」だ。

「オンナモ」はわかりやすく言えば〝リスペクト〟の意味だ。

仏教で言うと「南無阿弥陀仏」「南無妙法蓮華経」などの〝南無〟がそれにあたる。

一回唱えたら、数珠の珠を一つずらす。

やっていくとだんだん心が落ち着いて呼吸も瞑想も深まる。

数息観《すそくかん》という、呼吸の回数を数えながら瞑想していく方法もある。これは、呼吸ごとに1つ2つと数えていき、10まで行ったらまた1に戻る、ということを繰り返して行く。

呼吸に意識が集中されることによって、雑念がはじかれ、精神の安定が得られやすいのだ。

先に示したような、短い呪文のような言葉を「マントラ」と呼ぶ。「マントラ」は元々「言葉」「文字」を意味するサンスクリット語で、日本語では「真言」と訳される。これ

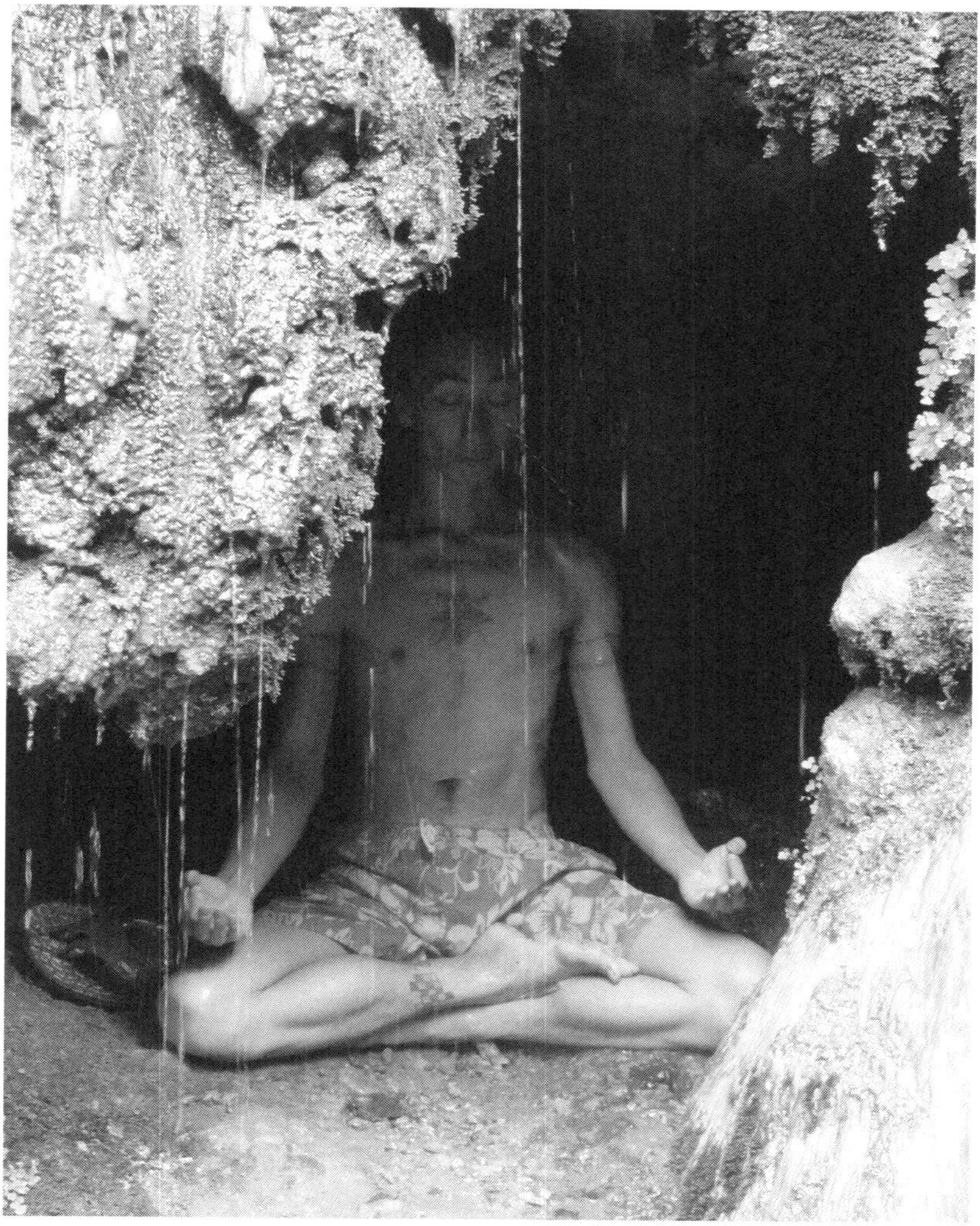

を唱えながら行なう瞑想を「マントラ瞑想」とも呼んだりする。
有名なマントラをいくつかご紹介しよう。

・シバシャンボ　シバシバシバシャンボ　破壊と創造の神シヴァに捧げる
・オーンナモーシバーヤ　月曜日はプチ断食。ご飯は夜から食べて日々の〝食〟に感謝
・オーン　スリャーエーナマハー　すべての生命の源、太陽に感謝
・ハリアーナンダーゴービンダナーラーヤナ　自然に感謝
・オーンハヌマンティナマハー　猿の神様ハヌマンへ感謝
・トランバカンマントラ　伝統ハタヨガの始まりに歌われる聖音と平和の言霊への歌
・ハーレークリシュナ　音楽の神様クリシュナに捧げた歌

ヨガの世界では、一週間、月曜日から日曜日まで毎日神様が存在し、決められている。例えば月曜日はシヴァという神様、火曜日はハヌマンという猿の神様、というように。ヨガの世界で動物の格好をした神様が多いのは、長い長い歴史の中で、深い幽玄な北の山に住んで動物と共存し、感謝の意を込めてそうなっていったのかもしれない。

⑤ ソウルシンク瞑想

誰よりも優しい、自分を犠牲にして、今の使い捨ての世の中から循環可能で持続可能

ソウルシンク瞑想

集中力がつくというチンムドラ（写真１）から、１呼吸ごとに指を変えていき、小指までいったら薬指→中指→人差し指と戻る。８呼吸行なう。

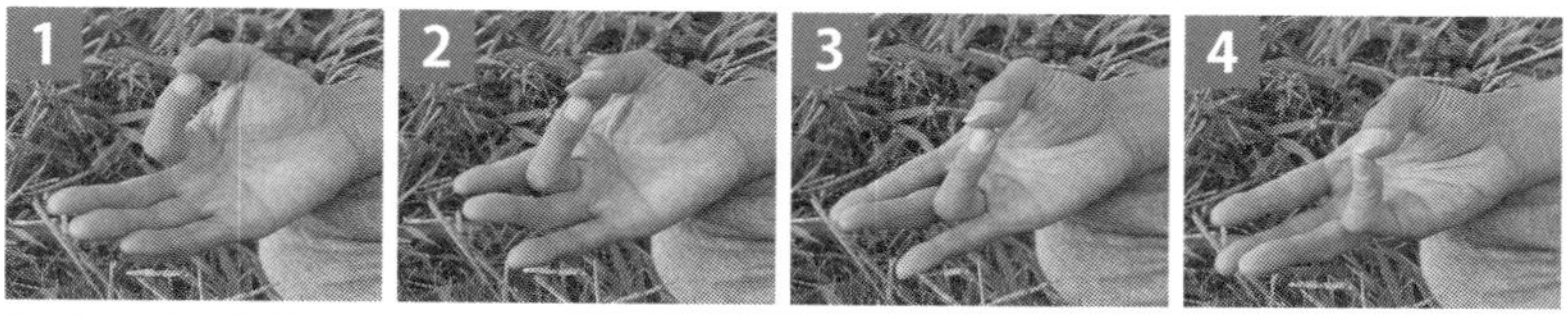

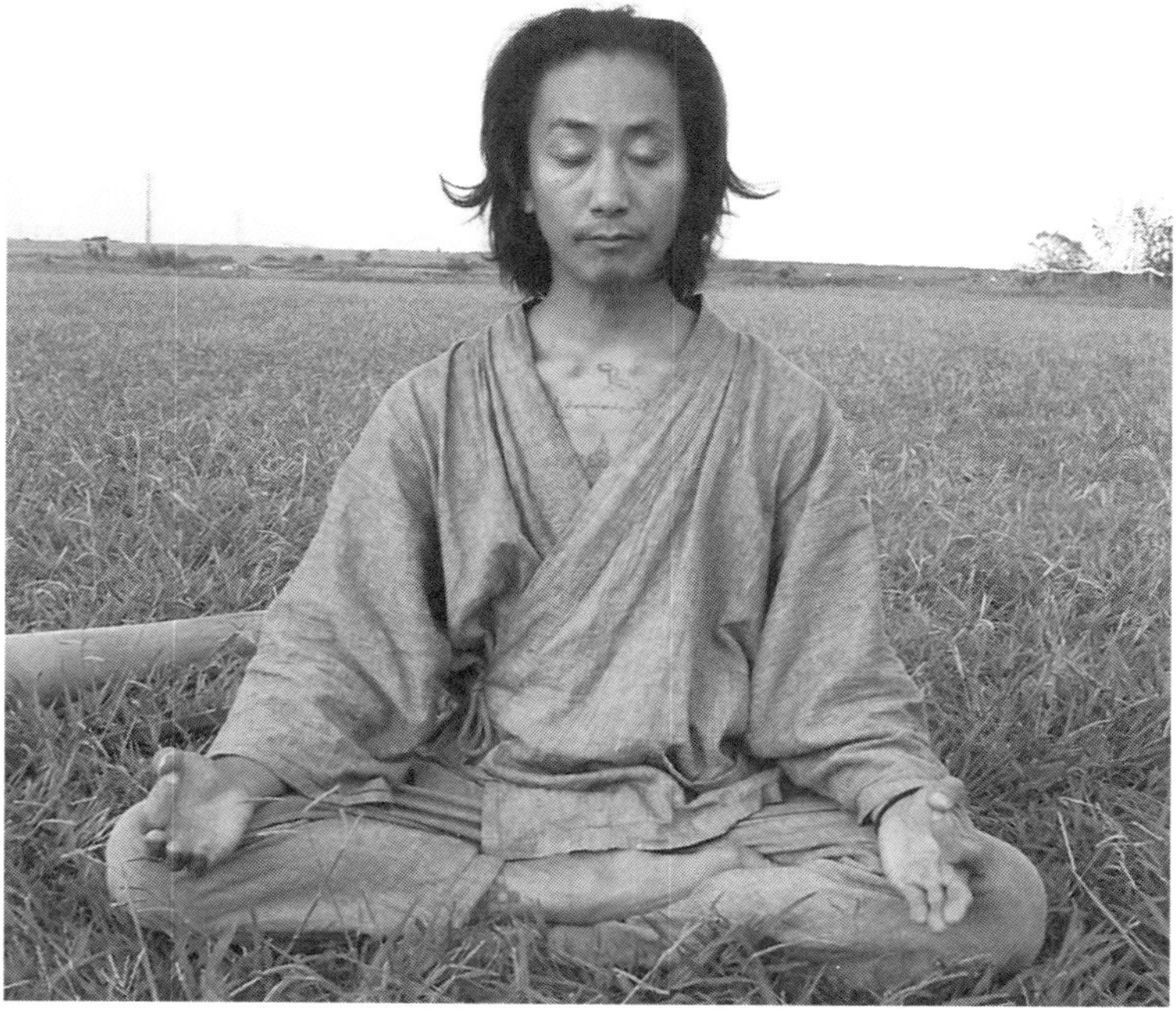

な世の中へと変えようとしている親友から伝授された瞑想呼吸法。発祥はインド、ヒマラヤ周辺。

① 座位のポーズで座る。
② 集中力がつくと言われるチンムドラから、8呼吸。1呼吸ごとに親指と繋いだ指を人差し指→中指→薬指→小指と変えていき、薬指→中指→人差し指、と戻る。
③ ビープ音(オーンという宇宙と繋がる聖音を唱える)と一緒に8呼吸。なるべく低い音で。
④ 吐いた後のレテンションタイム(吐いた後、次に吸うまでの空白の時間。ヨガでは非常に大事と言われる)を感じる。これによってもっと息を吐ききれて、深い呼吸が可能になる。8呼吸。
⑤ 黄金の光に包まれている自分を想像しながら瞑想。8呼吸。
⑥ これからのなりたい自分をイメージしながら瞑想。8呼吸。

朝晩に10分程度ずつ、なるべく毎日行なう。

⑥ 音色瞑想

第4章でディジュリドゥの奏法を少しご紹介したが、楽器を1音1音はっきりと、ゆっ

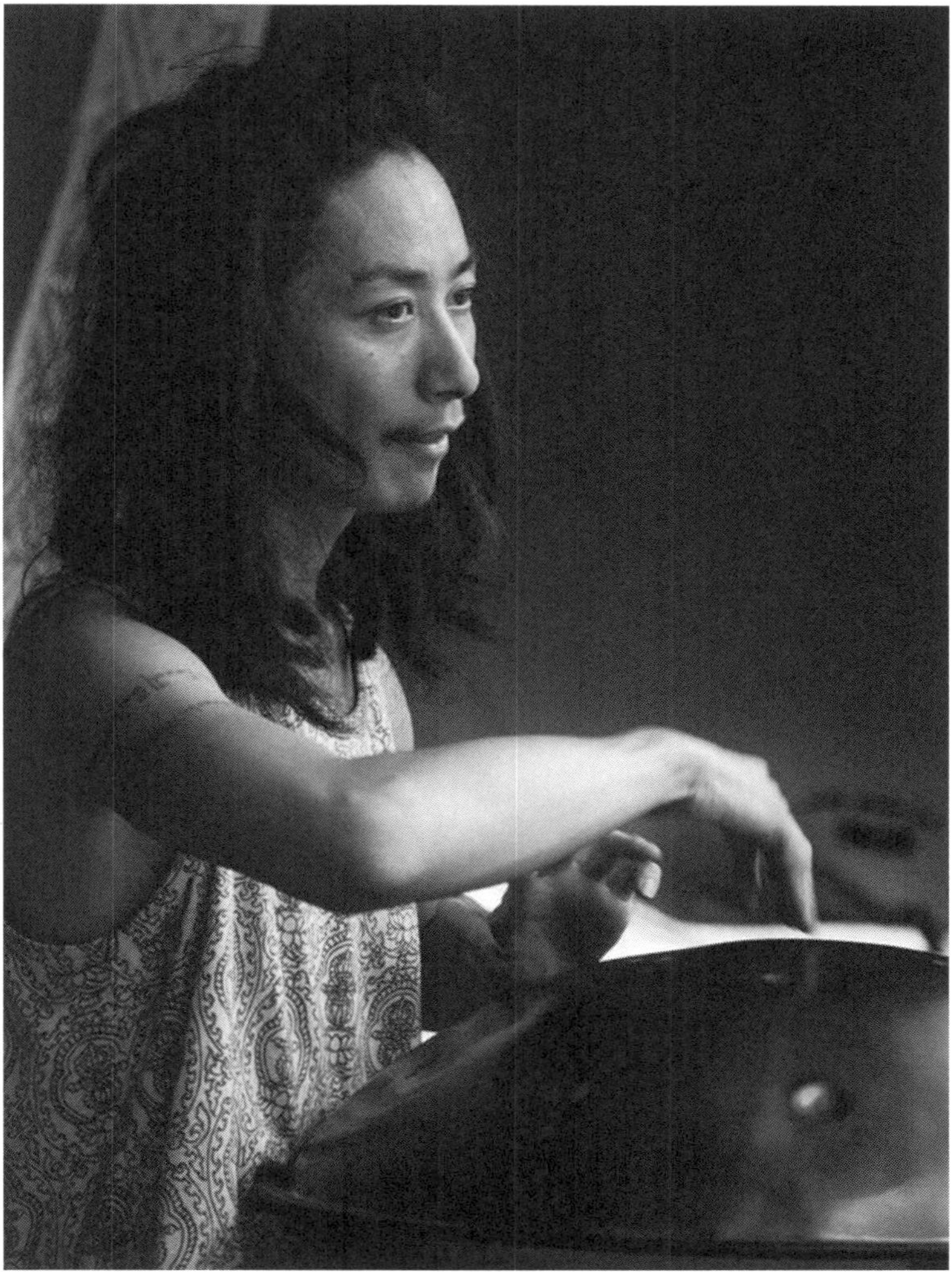

ハンドパン演奏。シドニーで開催されたサブソニックミュージックフェスティバルにて。

くり、そして確実に練習していく過程もある意味瞑想法だと私は思う。

誰も見ていない所でどれだけ楽器に向き合えるかが上達の近道だと思う。誰でも、何らかの楽器と向き合った経験をお持ちだろうと思う。始めたばかりでリコーダーやハーモニカの音が思うように出せずに、必死に練習し続けた時のことを思い出してみてほしい。

まさに〝音に集中〟そのものだったろうと思う。いい音が出てくれ、と祈りに近い気持ちだった人も多いかもしれない。他に何も考えていなかったはずだ。何しろ超初心者なのだから、下手な考え休みに似たりで、考えたところでいい音が出せる良策が思い浮かぼうはずもない。

ディジュリドゥや手を使って叩くパーカッションなどは、簡単にはいい音が出ない。繰り返し繰り返し、練習する。練習していく中でしか、良い音とは出会えない。

そしてやがて、奇麗な音色が生まれて来る。そうすると、自分の中に自分自身を信じる心が生まれてくる。

良い音も、自分を信じる心も、すべて自分の中から生まれるものだ。

7 臓器瞑想

瞑想やヨガは、解剖学的に自分の臓器がどこにあるのかを知っておいてから行なうこ

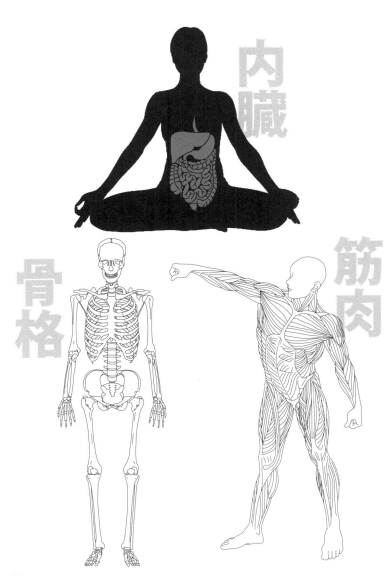

内臓

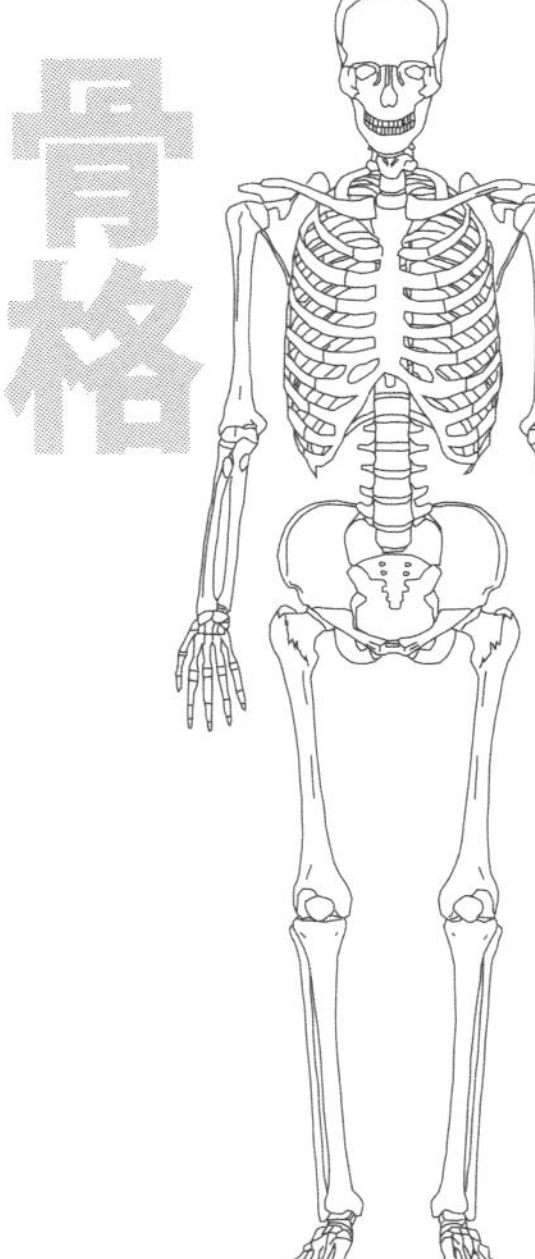
骨格

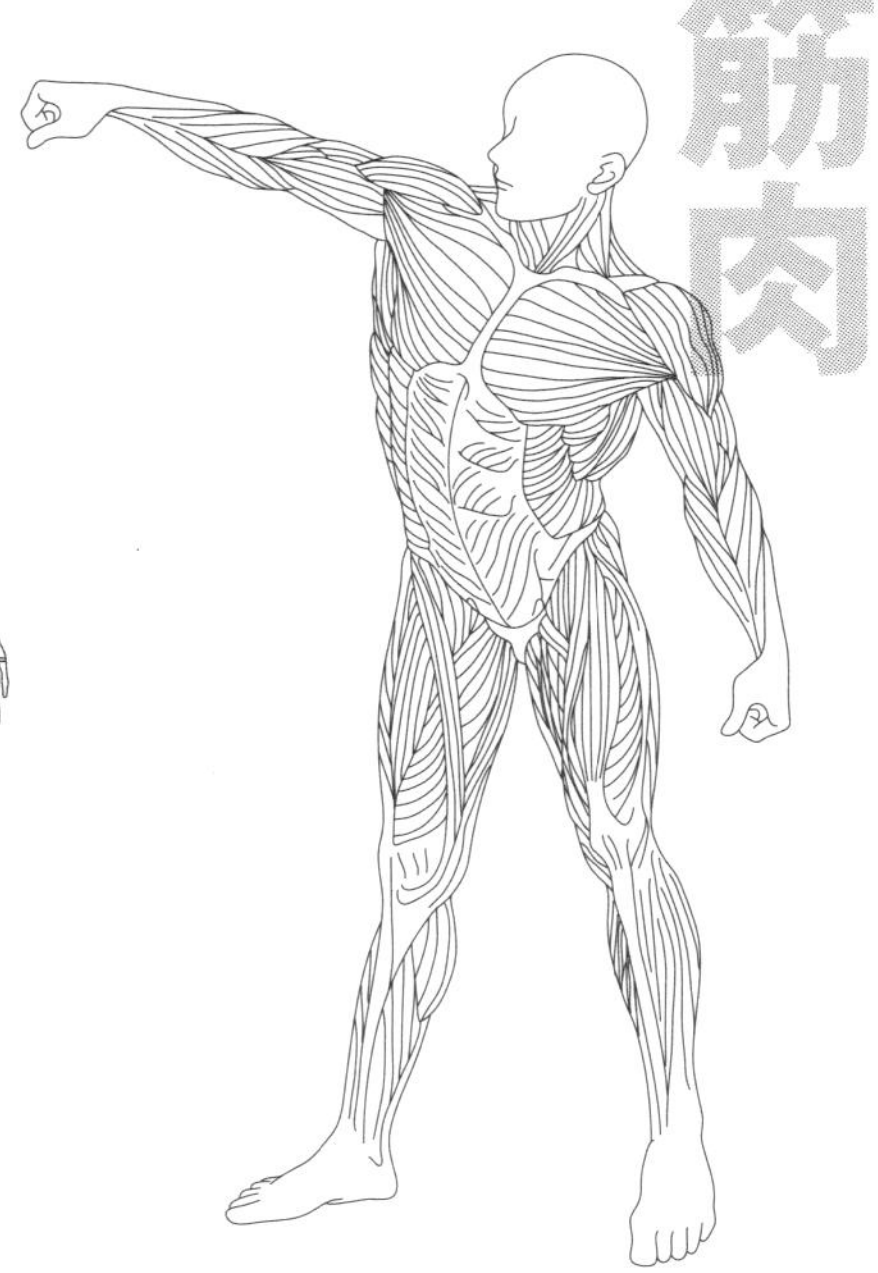
筋肉

とをお勧めしたい。

自分の中に調子が悪いところがあったら、呼吸をしながら、そこへ空気を送り込んでみよう。30分も続けていると、その臓器が喜びを感じてくれるはずだ。元来、呼吸によって新鮮な空気が自分の細胞に行き渡り、体は嬉しくてしようがないのだ。それだけでいい。

元々、私たちは一つの細胞から始まっている。今だって〝たくさんの細胞〟なだけだ。肉体と魂、その原点に帰ってイメージしながら、ゆっくり瞑想してみるのもいいだろう。

今日という日に生まれた新鮮な酸素を、ただ細胞に送り届けてみよう。

8 背骨瞑想（呼吸法）

人間にはたくさんの〝エネルギーライン〟が縦横に駆け巡っている。アジアではそれらを〝セン〟という。その中でとくに重要なものは背骨とその脊髄に勢い良く走っている。ゆるやかにも流れている。

背骨は何しろ人間の大黒柱だ。背骨を中心にまず体を柔らかくしていき、体の氣を巡りやすくしていく。それだけで活力が生まれる。これはヨガの目的の一つでもある。

鼻腔からゆっくり空気を入れて、ゆっくりと背骨に焦点を合わせながら呼吸をする。

とくに骨と骨の間の柔らかい筋肉の部分だ。小さな細胞一つひとつにまで、ゆっくりと新鮮な今日の酸素を供給して、あなたの体はとても喜ぶはずだ。

9 練功（呼吸法）

私はミュージシャンになる前は、1年ほどの間、東京でタイ古式マッサージを仕事にしていた。

来る日も来る日もマッサージをして、暇な時間はマッサージをし合って人間の体の作り、筋肉の流れ、呼吸との関係性、そして一人ひとり微妙に違うツボの場所を知った。体へのアプローチは国・地域によってさまざまに違ったものがあるが、どれも〝正解〟であるところが素晴らしいと思う。国・地域が違って、アプローチの方法やら言葉やらが違ったって、対象としているのは、全部同じ、身一つの〝人間〟なのだ。

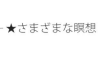

本項でご紹介する「練功」は、太極拳の呼吸法、体操である。両親が太極拳の先生をしているので、昔から比較的身近にあった。今、私も練習しているが、とても奥深い。

まず、肩幅に立って、お尻と踵のラインは重なるように立つ。股関節をゆるめる。両足は八の字になったりがに股になってしまってはいけない。そして、足の人差し指と中指との間にある湧泉というツボを意識する、湧き出る泉という名の通り、素晴らしいエ

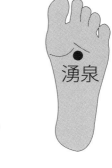

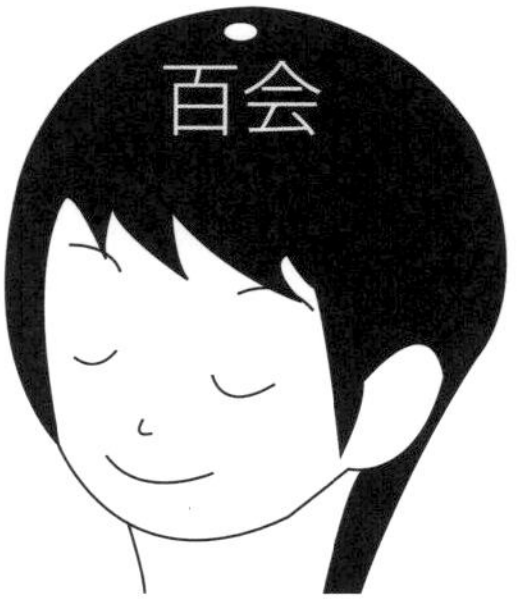

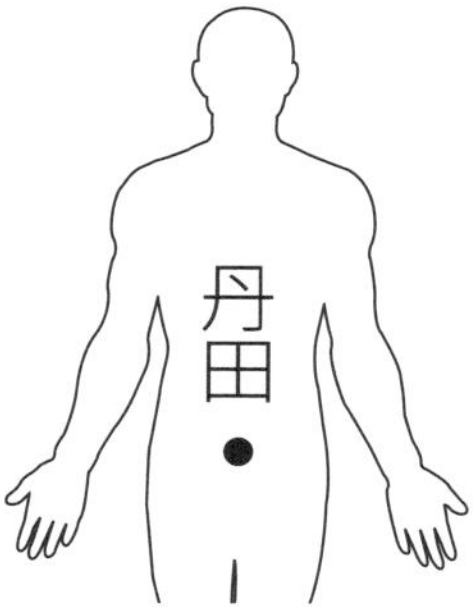

ナジー、氣を生み出す重要なポイントだ。そして、臍《へそ》から指3本〜4本くらい下にある丹田を意識する。武術・格闘技で重視される、力を生み出すこれも重要なポイントだ。

そして、頭のてっぺんの百会《ひゃくえ》というツボ。ここも聡明なエナジーの源、潜在能力を引き出すポイントだ。

両手をいっぱいに広げて差し上げる。その両腕を、掌を下へ向けるようにして、ゆっくりと下ろしていく。

頭頂の百会から新しい氣を取り入れ、体の中を通っていくイメージで。この時、自分の体の中に悪い所、調子の良くない所があるならば、とくにゆっくりと通していく。

丹田もゆっくり通り、最後には足の湧泉からゆっくり出していく。

これで、体の中の氣を古いものから新鮮なものに入れ替えるイメージだ。

下まで行ったら、再び両手を広げて差し上げる、ということを繰り返す。

練功

両手をいっぱいに広げて、頭上に差し上げ、頭の百会から新しい氣を取り入れていく。上げた両手を、肘から下げていく。下げながら、新しい氣が体の中を通っていくイメージで。自分の体にもし悪い所、調子の良くない所があるならば、とくにゆっくりと通して流していく。丹田もゆっくりと通り、足の湧泉からゆっくりと出していく。

3回ほど繰り返すと、手の先がジンジンしてしびれるように温かくなってくる。

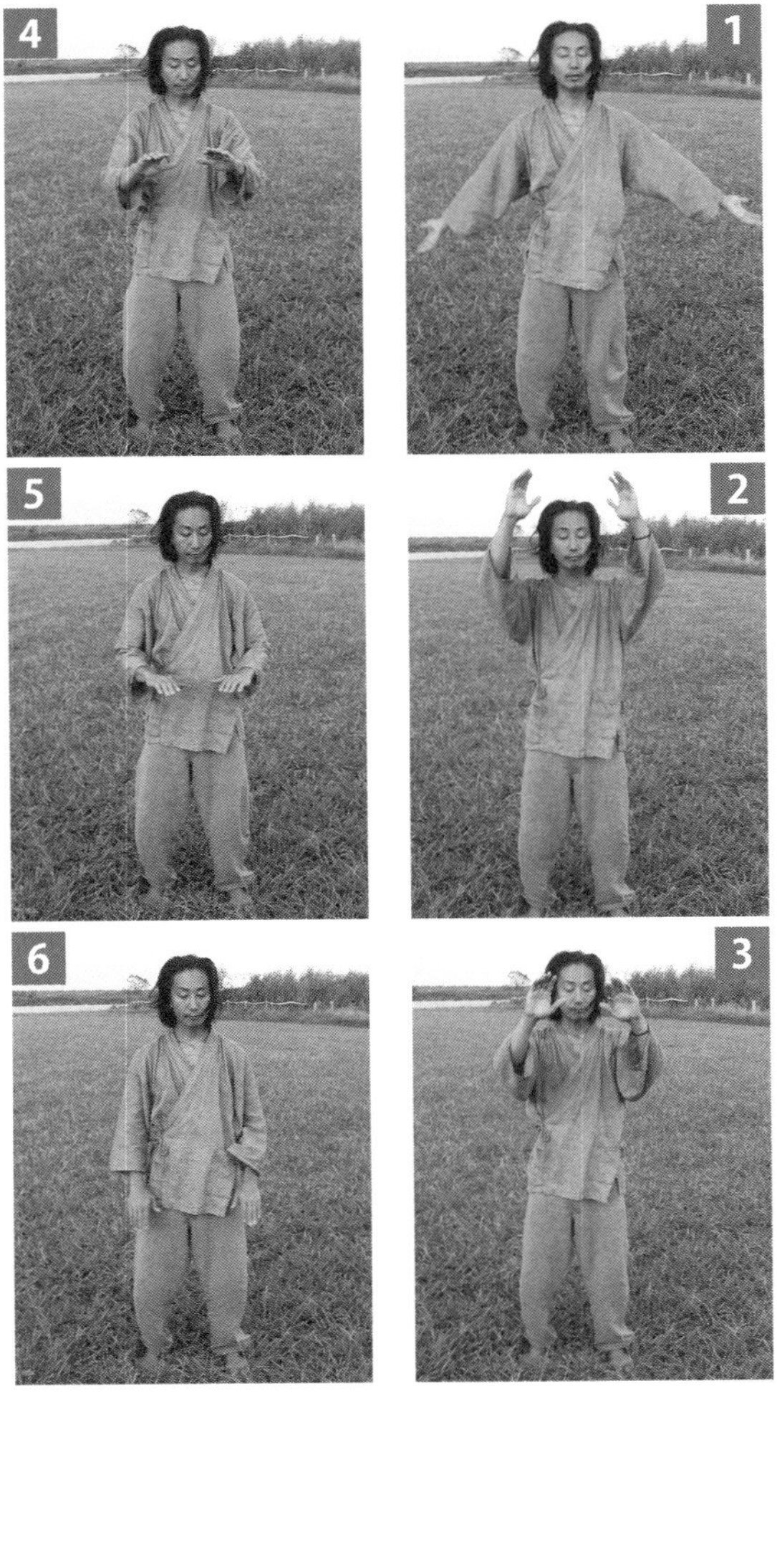

これを3回も繰り返すと、手の先がジンジンしてしびれるように温かくなってくる。私は氣は電気のようなものなんじゃないかと感じている。本当に大切なものは、目には見えないのだ。

この練功は、伝統的には若い松の木の下で行なうそうだ。時間は早朝のさわやかな、清涼なエネジーのあふれている時間がいい。方位は朝日をいっぱいに浴びれる東が良い。

ゆっくりと体の氣を入れ替えて、活力を生み出そう。

第6章

〝開放〟のススメ

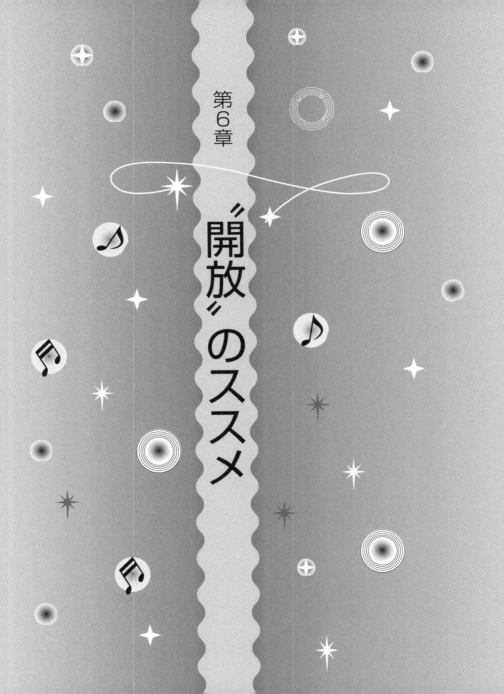

本書でおススメしたいのは瞑想な訳だが、もう少し言えば、先にも記したように〝開放〟の瞑想だ。この〝開放〟という要素をとくにおススメしたいのだ。

瞑想というと、目を瞑ってじっとしているし、もしかすると閉鎖的な印象をお持ちだった方も少なくないのではないだろうか。閉鎖的なようにみえて実は〝開放〟なのが瞑想の奥深い所だ。

ただし、「暗い性格の人も明るくなった方がいいよ」とおススメしているのでも、「無口な人もおしゃべりになった方がいいよ」とおススメしている訳でもない。そんなのは大きなお世話である。

なんだったら引きこもりの人だって、引きこもりのままでいた方が幸せな人だっているかもしれない。そうも思ったりもする。

そういうことではないのだ。

では何なのだ〝開放〟って。

本書の締めくくりに、そんなことについてお話ししてみたいと思う。

① 体が〝開放〟されるとどういうことになるか

体が〝開放〟とはあまり言わない組み合わせかもしれないが、そんなにイメージが難しいものでもないだろうと思う。

緊張して強ばった体が典型的な〝開放でない体〟だ。ひとまず〝閉じた体〟と言っておこう。

もしそんな体なら、筋肉も縮まり、スポーツもダンスも、会社のプレゼンも自動車の運転も結婚式の司会も楽器演奏も、ただ歩くのも寝るのも、何をやってもきっとうまくいかないだろう。

いろいろなパフォーマンスが上手くいかないばかりでなく、健康すら害してしまう。筋肉が緊張することによるコリや痛みだけでなく、氣の巡らない体は、内面からも弱体化してしまうのだ。

こんな説がある。最近多いさまざまな「アレルギー」は、昔に比べて飛躍的に衛生環境が向上する事によって寄生虫が減り、そのことによって戦うべき敵が減った人間の体がバランスを崩し、別の物に過剰反応してしまっているのだという。

真偽のほどはわからないが、例えば、無菌状態では免疫が作れず、外敵に対する抵抗力を養えないまま育ってしまう、という話は誰でも知っている。

風邪も適度にひいた方が、むしろ体を強くするのだ、という説もある。菌の侵入を恐れてマスクをする人が増えているが、もしかしたらそれによって、人間そのものを弱体化させてしまっているのかもしれない。

〝閉じた体〟で良いことなどあまりない。

それは、多くの人が本能的に知っている事でもある。ではなぜ、閉じてしまうのか？

それは、おもに警戒心であると思う。警戒心や心配、不安が体を閉じさせ、強ばらせてしまうのだ。

例えば、野球のバッターボックスに立つ。ピッチャーは豪速球投手である。打てるか打てないか以前に、ボールがぶつかったらメチャクチャ痛いだろうなと想像してしまう。

その結果、体を強ばらせてしまう。

これは無理もないと言えば、無理もないのだ。しかしもちろん、結果としていいことはない。

強ばった体で、スカーン！と気持ちよくかっ飛ばすのは難しいだろう。

デッドボールにしたっていいことはない。強ばった体にぶつけられる方が、リラックスして弾力のある体にぶつけられるよりもダメージが大きくなることが多い。

では、どうすればいいのか？　……そう、もちろん〝開放〟だ。

豪速球のデッドボールを食らうリスクは確かにあり、それ自体はなくすことなどできない。そこに対して〝開放〟で立ち向かうのだ。つまり、ボールに背を向けて強ばるのでなく、ボールに向かうのだ。

ボールに背を向けてしまっては避けられるものも避けられないが、ボールに向かっていれば、すなわちボールが見える。対処も素早くできようというものだ。ボールに向かうと言っても、ぶつかるのを承知で向かっていくのではない。この辺が〝開放〟なのだ。

ボールが見える、この「見える」ことほど強いものもない。「見える」からこそ避け

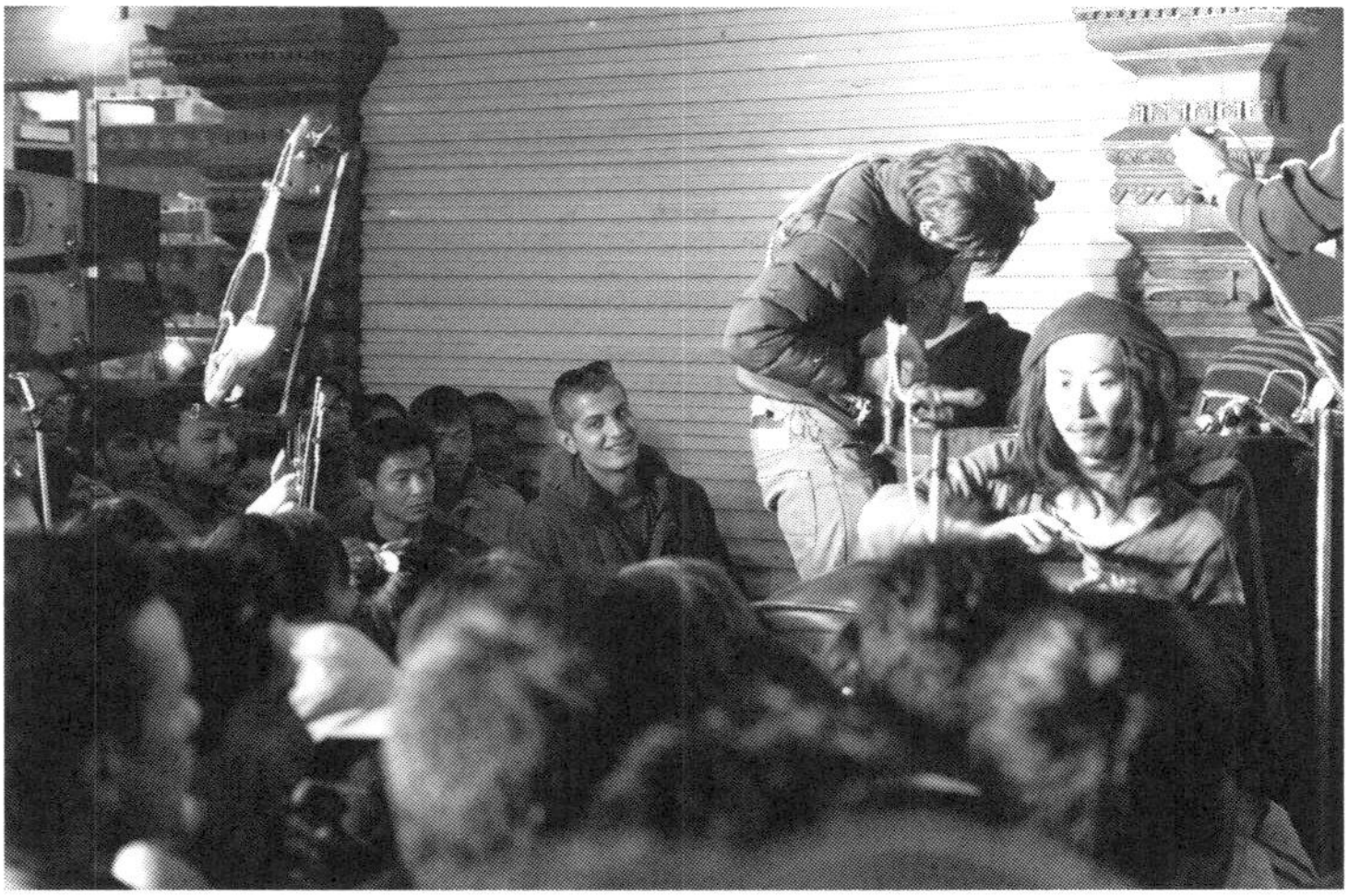

ネパール　カトマンドゥ「マントラ　フェスティバル」にて

られもするし、打てる。

免疫の話で言えば、病原体侵入を経験しているからこそ「見える」。「見える」から耐性がある、という言い方もできそうだ。

「見える」ためには感覚は相手に向かっていなければならない。全方向的に向かっているのが望ましい。これが〝開放〟なのだ。

刀で斬りあっていた物騒な時代の武術には、こんな言葉もある。

「斬り結ぶ、刃の下こそ地獄なれ　踏み込み行けば後は極楽」

これは、〝心の在りよう〟を説いているのみならず、物理的に筋の通った剣術極意でもある。斬りかかってきた刃は怖いが、逃げてもまた追われるだけ。それよりも、相手に向かって踏み込んだ方が安全だったりする。刀でうまく斬れる範囲っていうものは実は狭いんだ。

相手に向かってみよう。恐れながらでもさ。そうすればきっと全部、見えてくる。

② 海外へ飛び出そう！

私は、日本は素晴らしい国だと思う。実際、素晴らしい国であると同時に、海外の人たちに「素晴らしい国だ」と思われてもいる。この両者を知れたのは、外国に飛び出してこそだった。

日本でくすぶって、自分は何もできないと思っている方へおすすめしたい。海外に行ってみるといい。海外に行くと、自分が日本人なだけでステータスになる。人種学的に離れている民族だとなおさら効果は高い。例えば、私たちは一般的にいってモンゴロイドの黄色人種。ロシア系や、北欧系ヨーロッパ系からしてみると、魅力のかたまりなのである。日常で食べている伝統的なご飯や味噌汁も向こうからしてみたら魅力のかたまり。

ＯＴＡＫＵという言葉が通じるくらい、ゲーム文化やその他も海外では大人気である。自分の容姿に自信を持てない人ももう関係ないのだ。

アメリカ人やカナダ人、そしてオーストラリア人の母国はいわゆる移民の国だ。中国系の容姿で英語ペラペーラの人も数多く存在する。もう一度言う。海外に行くと、日本人ってだけで強力な武器になる。自分を信じてみよう。

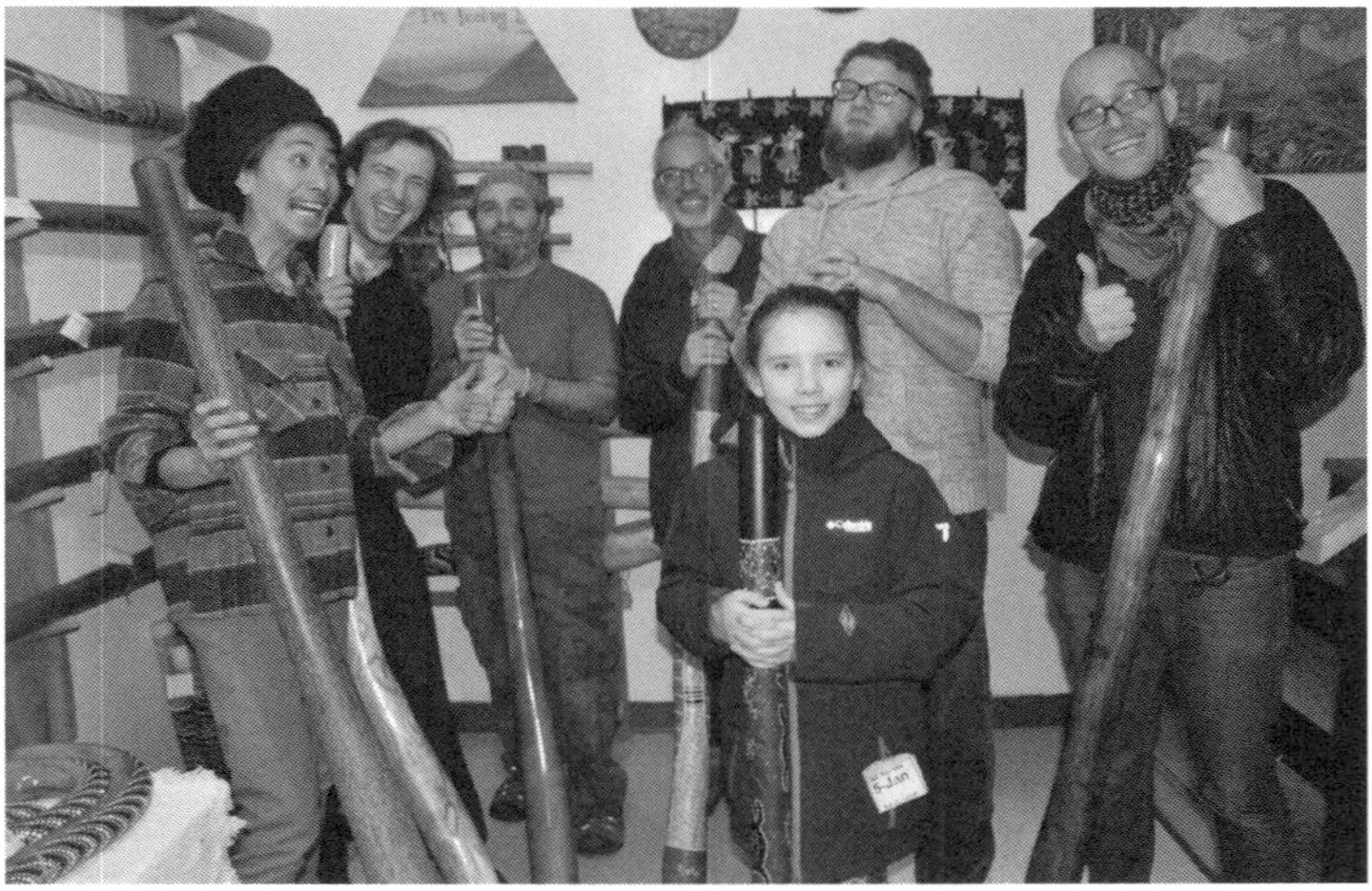

カナダ、ハミルトンのディジュリドゥワークショップにて生徒たちと。

自分は英語がしゃべれないから海外は怖い、と思っている人もいるかもしれない。

何も問題ないのだ。絶対誰かがあなたを助けてくれるし、海外ほとんどの国にあるのが、日本人宿である。日本人宿とは、格安ドミトリー。ドミトリーとは相部屋を意味し、ほとんどの場合、その地域に在住している日本人の方が経営している。そこはもう情報の宝庫である。まずはそこに泊まってその国に慣れてみよう。

しかしながら、英語は海外では必須と言えば必須だ。

あ、お前喋れないんだ。ダッセー。みたいなニュアンスをしてくる奴も数多く存在する。そこで、落ち込んではいけない。怒ってもいけない。一番いいのは、そうなんだよ！俺まだあんましゃべれねーんだよっ、つって笑いながらギャグにしつつ、吸収し

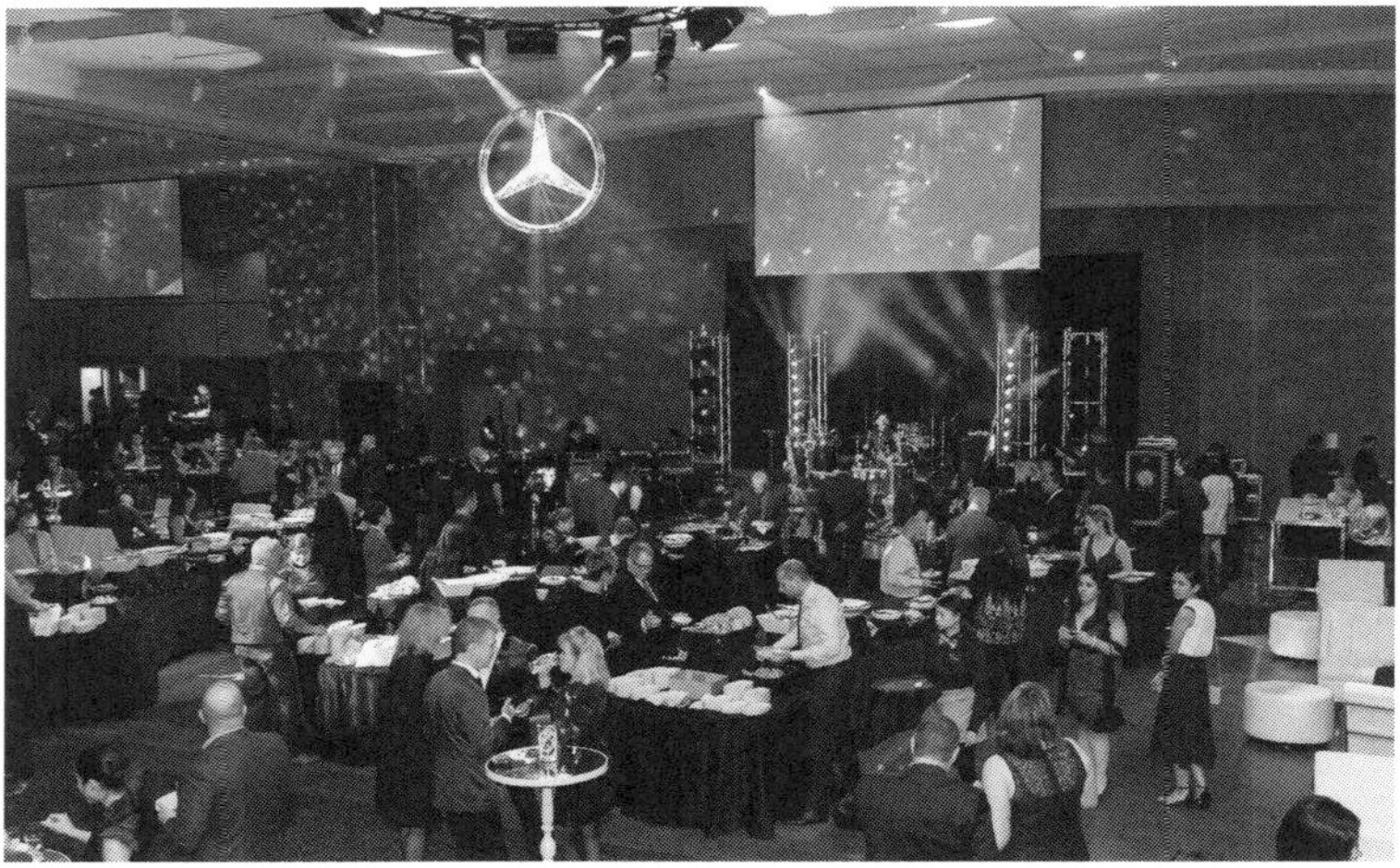

カナダ メルセデス・ベンツ社パーティでの演奏

ていくんだ。自分のコンプレックスをギャグにできたら、自分の過去を笑い飛ばせるようになったらかなりのレベルアップだ。

私も英語が喋れなくて何度も馬鹿にされた。発音が棒読みの日本人だねって10個も年齢の下のやつに馬鹿にされた。けど、意見を言ってくれることはありがたいことなんだ。

少しずつ成長していこう。習得のコツとしては、しゃべらなきゃいけない状況を作るんだ。日本人宿の次は世界各国から若者の集まるバックパッカーに移動してみよう。否が応でも英語を話さなければコミュニケーションできないからだ。お金はかかるがホームステイもいいかもしれない。

お気づきだろう。〝開放〟であれば、どんどん成長もしていけるし、問題も解決していけるし、進んでいけるのだ。

③ これはこれでよかったかも

いやはや、やはりギリギリで行動するのではなく、ゆっくりと余裕を持って行動することは大事である。これはわりと最近（２０１８年）にあったトラブルの話だ。

演奏の仕事の依頼を受け、私はカナダのトロントに向かわねばならなかった。成田空港に着いてチェックインしようとすると、どうも取ったはずのチケットが取れていない。

２重請求なんてされたら嫌なので、カード会社に連絡すると、５日しないとわからならしい。ふむ。

しようがないので新しいチケットを取る。翌日発で往復13万くらいだった。かなり安く手に入れることができた。そして次の日、経由地のメキシコシティーに向かう。

私はディジュリドゥを数本の他、パーカッション類も運ぶので大荷物になる。23キロ2個の計画だったので、２つにラッピングした荷物を持ってチェックイン・カウンターに行くと、これでは受け付けられないという。情よりも法が大事そうなお姉さんが私にくどくど言う。ラッピングされたものを分解して下さい。１つのバッグにつき１８０ドル請求します、と。

じゃあ、と1つにして計ってみると42キロ。それを受け付けかねます、ときた。そこで私めも少しだけ物申す。なんで昨日のうちにそういうことを言っておいてくれなかったのだと。すったもんだしているうちに、ペルー人とのハーフの美しい受付嬢が間に入ってくれた。昨日も親身に世話してくれた、天使のようなお人だ。一番大きい段ボールを重ねて、100ドル追加で32キロ分の荷物と23キロ分の荷物にしたらどうかと提案してくれる。その作業を3人がかりでやってもらい、7キロ分の手荷物と合わせて、合計50キロだ。いや、もう流行んねえなこのスタイルも。ともあれこれで搭乗できることにはなった。

メキシコシティーの空港では、ペルー人がおじいちゃんだというスパニッシュ・ティーチャーのマリリンさんと一緒に行動していた。旅慣れしていないようなので、いちいち人に尋ねては時間を食うが、「旅は道連れ世は情け」だ。結局いい感じにマリリンさんと別れると、疲れもあって熟睡してしまった。

気がつくと、トロント行きの便の発時刻を過ぎていた。最悪の展開である!

エアロメキシコのチケットカウンターに行って相談してみると、その夜の便ならあるが、ビジネスクラスのみで2800ドルかかるという。おいおい。カナダでの仕事は明日の朝8時からである。

とりあえず、コーヒーを飲んでワイファイポイントに向かう。もうお金は1万8000円しかない。チケット会社のサイトを見てみると、500ドルくらいであるにはある。しかし、もう時間的に間に合わない。すべての荷物はトロントに運ばれている。まさに最悪の展開だ。

こんな時は一呼吸深く行なってみる。そうすると自分のやるべきことがみえるもんだ。まずはもう一回、チケットカウンターに行ってみよう。

たらい回しにされながらも、なんとかスーパーバイザーに会えと言われる。感じのいい、紳士だった。正直にあったことを伝えると、奇跡的にも無料でトロント行きのチケットが発給された。深夜1時の便で、到着は朝7時前。かなりギリギリだが、頑張れば行けそうではある。

しかし、そう甘くはなかった。

どうにかトロントまで行けはしたのだが、なんと空港税関で入国拒否され、とんぼ返りのメキシコシティー行の便に乗せられてしまう。

私も悪かったのだが、今回の仕事は急に決まったので、レターインビテイションなどの用意がなかったのだ。過去に出入りが7回もあることを理由に履歴を調べられ、結局入国できないという事態になってしまった。税関カウンターのインド系の女性は私がヨガ・ティーチャーでもあることが気に入らなかった様子だった。あいつはサクセスしているなんていうことも言っていた。けどな、私は金を目的にやっている訳ではないから、貯金なんて一円もないぞ。これからメキシコシティーに行かねばならない今、全財産は1万7000円のみである。(当時は本気でお金に頼らない生活をしていた。今は貯金少し、ある。）

でもまあ、人生こんなことではへこたれないし、メキシコシティーも、何だか楽しみに思えてきた。

メキシコに着く。とりあえず、生きるために路上演奏をした。本当はやりたくなかったけど。

英語がまったく通じないが、あらかじめ空港のワイファイで、基本的なスパニッシュのフレーズをメモっておいたのがよかった。世の中なんとかなるもんだ。

ホテルは一泊２００ペソ。部屋はエレベーターなしの6階だ。夜中に隣から謎のうめき声やいやらしい声が聞こえてくる。ふむ、やべえな。

こんな時も結構面白がる自分の思考回路に疑問が湧かないこともないが、まあ、人生、こんなもんだろう。

そのホテルのすぐ近くのレボルーション（革命の意）という駅の前で路上演奏をしてみることにした。

ディジュリドゥにハンドパン、ギターに歌…。すると、ラテンギターのエルマリアッチの先輩や地元のアーティストとの交流が始まった。路上は自分の原点なので、こうなってくるとやはり楽しい。生きた生のギターフレーズやテクニックも勉強できたし、等身大の人々との交流は、なんとも言えない愛がある。意外に中国の瓢箪笛〝フルシ〟が受

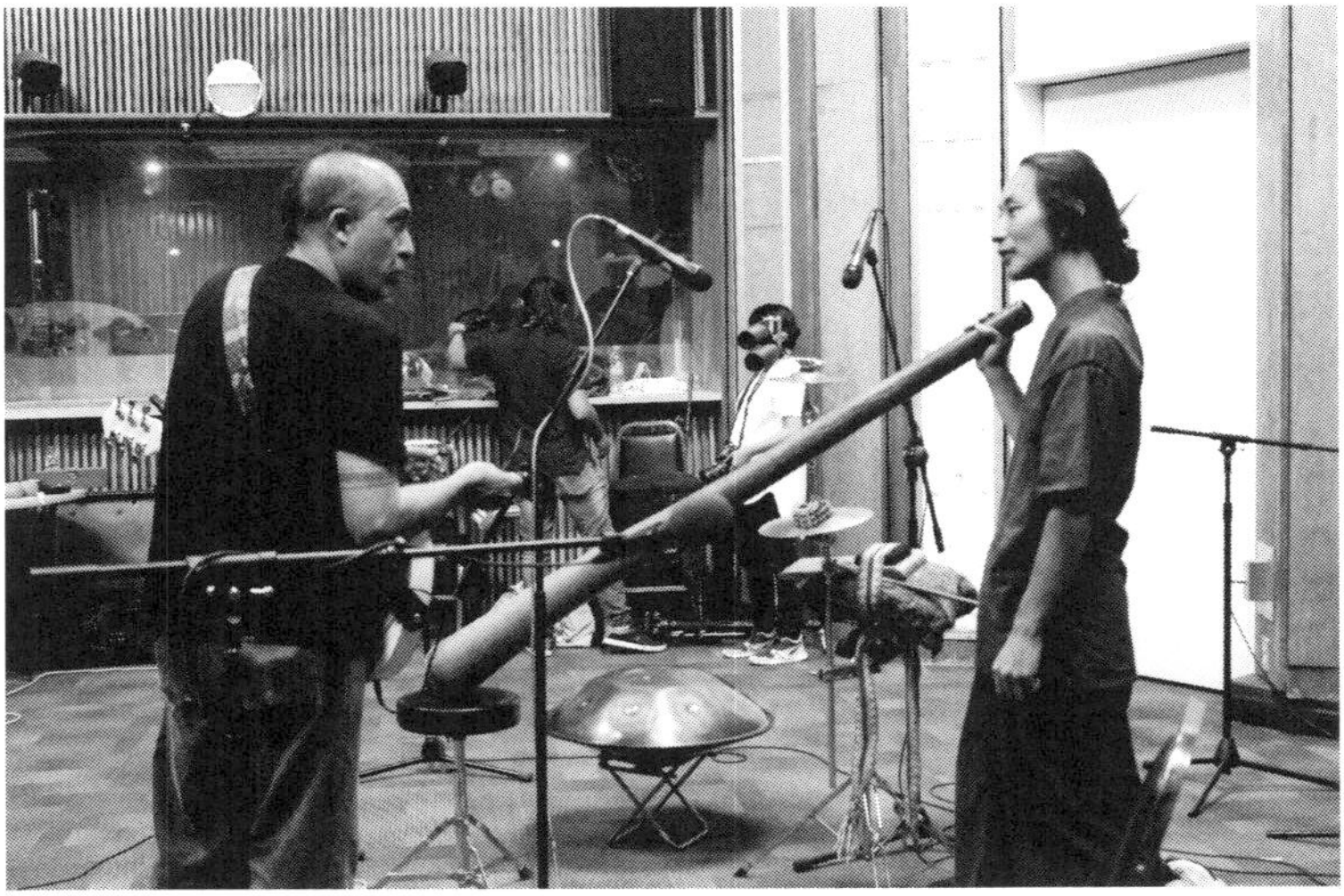

メキシコのラジオ局でレコーディング。

けていた。みんな本当に音楽が好きである。

そんなことを続けていたら、ある日、メキシコシティーの文化放送的な伝統的あるラジオ局、Radio Educacionから出演しないかとのオファーを受けた。2時間の録音と撮影、および別日に生ラジオ出演だ。

そのワールドミュージック系の番組を持つクールなおっちゃんの名はカタナさん。メキシコでは有名なロックシンガーでもある。

一日目はレコーディング。ケロコメー（お腹が空いたのでなんか食べたいの意）といつも言っていた明るい音好きの美人メキシカン、ルピータさんに宿まで迎えに来てもらい、日本人宿のみんなに温かく送り出されてラジオ局に向かう。

メキシコのラジオ局だと思ってなめていたらとんでもない。建物も設備も最新のものがそろえられた場所だった。

「今日は地下のスタジオよ」とルピータが明るく私を案内してくれて、そんなに広くはない、箱型のレコーディングスタジオへ。

ディジュリドゥやハンドパンなど、いつも演っている曲目、そして日本語のオリジナルの弾き語りなどを演った。

イタリアをミスターノーマニーブルースバンドと一緒にイタリア縦断ツアーしていた時に、クリスサットンさんというトランシルバニア出身のブルースマンに言われたことをふと思い出す。歌詞の言葉がわからなくても、その曲のメロディーだったり、声のトーンだったり、雰囲気で音楽に感動する事があるだろ？ってさ。

大きなガラス窓の向こうのミキサールームでは、ラジオ局関係のミュージシャン達が私の演奏を楽しんで聴いてくれているようだった。

音楽はやはりいいものだ。いちいち感動するし涙も出る。たくさんの人を紹介されながら、その日を終えた。


二日目は生ラジオ出演だ。スパニッシュが話せないのにどうやってやるんだろう？

今日は1階のバンド収録用の大きなレコーディングルームだ。

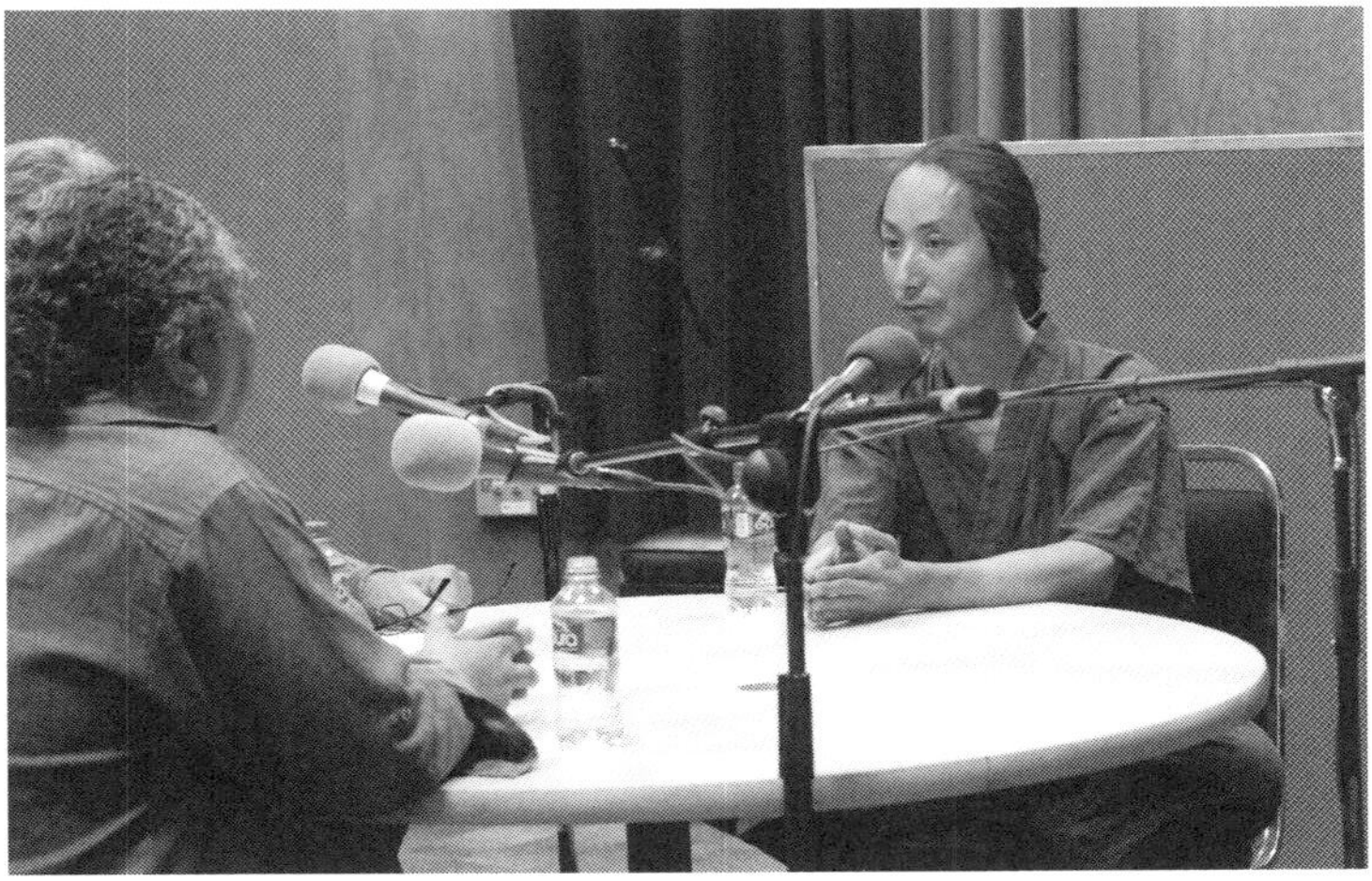

二日目は生ラジオ出演。スペイン語ができなくとも、意外に何とかなっちゃうものである。

どうなることかと思ったが、番組のプロデューサーは英語を理解していたので何とかなった。

番組DJのカタナさんの質問をプロデューサーが英語に翻訳して私に伝えてくれ、私が返す英語の答えをまたプロデューサーがスペイン語に訳してカタナさんに伝える、という流れで進行した。

ディジュリドゥという楽器の特性やヨガや禅、瞑想や日本の話をした。

レコーディングセッションでは、Los Brujasというエスニックテクノメタルバンドのウィリアムさん（メキシコ人）とジャムる。レーベルを運営したり、プロデュースしたりと幅広く活動しているそうだ。ディレイ多用のスペーシーギターサウンドとともに、楽しく録音できた。

終了後も、老舗のラジオ局らしく、裏方

の方からエンジニア、プロデューサーと、お歳を召した音楽業界のマエストロ達との交流は楽しかった。

生きててよかった。心からメキシコに来てよかったと思える日でもあった。

言葉の壁も文化の壁も、心を開けばなんとかなるものである。次にメキシコに来た時は、演奏する場所やミュージシャンをいろいろ紹介してくれるそうだ。

まあ、人生何がどう転ぶかわからない。でも、これだけは言える。

何が起きても、腐っちゃ駄目だ。何が起きても、そこから先どう進むかはその時のあなた次第なのだ。

そんな時、どうか心も体も開いていてほしい。

きっと、いい方に転がるさ。

④ タイで睡眠薬強盗に！

もちろん海外はおいしい話ばかりではない。日本にいるうちはちょっと想像が及ばないような危険に遭うことだってある。そんな話もちょっとだけ。

今から十年ほども前、私はタイにいた。当時、私は音楽を生業にすることを半分諦めかけていた。

日本でタイ古式マッサージの仕事をしながら音楽活動を続けていたが、音楽への情熱は大都会東京での生活の中で、やや くすぶっていた。お金を貯めて、タイでタイマッサージやオイルマッサージの資格を取って、インドでヨガ教師の資格を取って、日本で働こう、と人生を考えていた。

日本で30万ほど貯金をして、いざタイランドへ。

私は何回か訪れてはいたので、バンコクは勝手知ったる場所だった。

ある日、辞書を片手に夜中道を歩いていると、自称スリランカ人の二人組が話しかけてきた。

「私たち、日本にとても興味があります。どこかで何か食べながらお話ししませんか?」

スリランカはアーユルヴェーダ発祥の地だ。私も話を聞かせてもらいたいし、英語の訓練にもなるから、と思ってご一緒することにした。

屋台でたわいもない話をしながら、お酒を飲み、楽しく時は流れた。

二人のうち、スーツを着た背の高い方の男が「私は銀行で働いています。あなたの日本円、見てみたいです」と言ってきた。

怪しいとは思いながらも、当時カードを信用していなかったため現金で持ち歩いていた全財産を彼らに見せてしまった。彼らの大きな目がギョロリと光った。

次に、もう一人の、小柄だが服の上から見て取れる筋肉質体型のオヤジが言った。「向こうに私のおすすめの屋台があるので、そちらへ一緒にご飯を買いに行きましょう。」

ふむ、まあいいかと思って、大きなスーツの男を残したまま、そちらの屋台へご飯を買いに行き、そしてまた同じ店に戻ってきた。

「さあ、乾杯してやり直そう」

と彼らは言った。すでになみなみとビールが注がれていた。

アドバイスしたい。自分の飲み物から目を離してはならない。何を入れられるかわからないからだ。

私のビールには睡眠薬を入れられていた。

〝かんぱーい〟……その後の記憶がない。

うう、寒いな、と目を覚ますと、どこかわからないが道の真ん中だ。私は文字通り、ゴミのように捨てられていた。ポシェットの全財産、30万円は丸ごと持って行かれていた。パスポートは無事だった。

次の日はさすがに何もやる気が出なかった。周りにはバカにされ、文無しになって、恥ずかしくて助けも求められない。けど、その時思ったんだ。これは神様がくれたチャンスかも、と。

ミャンマーで23歳くらいの時に入れてもらった、伝統の竹で彫るバンブータトゥーがそう言った気がした。ミャンマーの、伝統彫り師の方にこう頼んだんだ。「音で生きて行けるような意味を込めて下さい」と。あの時、ハンマーで胸をガンガンと撃ち抜かれ

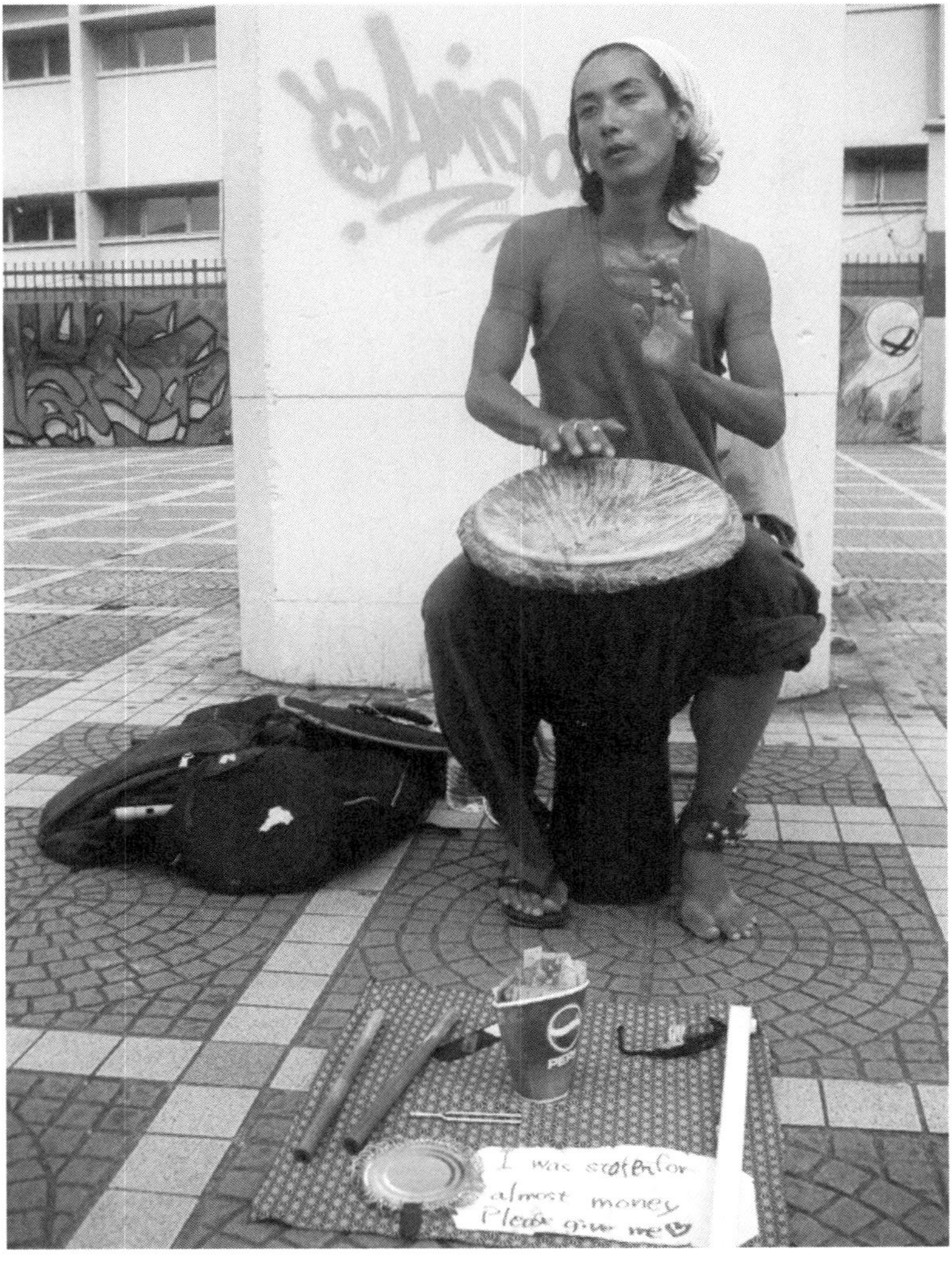

睡眠薬強盗に遭った直後の頃の1コマ。

た、自分史上最高の痛みは今でも忘れない。

ピンチはきっとチャンスなのだ。

その日から、タイの路上で音楽を奏で始めた。

それから、結果として無事マッサージスクールも卒業できたが、それよりも、音楽の道へ進むことになった。思えば、この時に肚が決まったような気がする。そう考えると、これも必要なできごとだったのかなとも思う。

いろいろな人に出会い、いろいろな人のお世話になって、音楽の仕事も転がって行くようになった。

夢は必ず叶う。本気で望めばだ。ピンチの時はチャンスでもある。周りを見渡しながら、一歩一歩前に進んで行くことだ。人生楽なことなんかありゃしない。でも、努力していれば必ずどこかで見てくれる人がいる。評価してくれる人がいる。評価ったって、YOUTUBEの再生回数の話じゃない。そんな数字や、目に見える何かが評価の指標になりがちだが、私は目に見えないものの存在を、心から信じている。

5 引きこもりの人達へ

本章冒頭に「引きこもりのままでいた方が幸せな人だっているかもしれない」と記した。嘘偽りない本音だが、もっとその先の本音を言えば、そういう人達だって、もし外

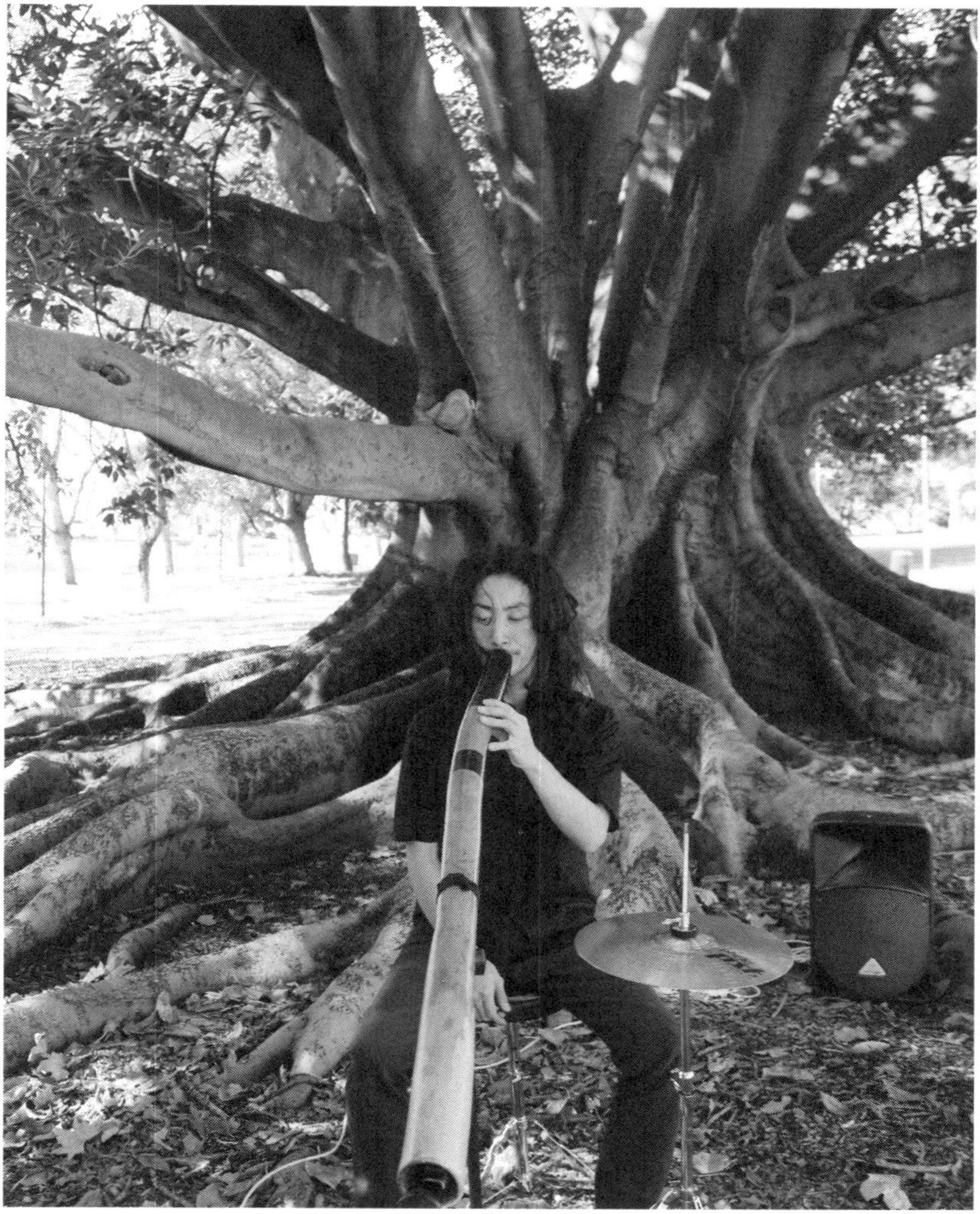

に出たら、もちろん危険だってあるだろうけど、もっと幸せに近づけると思っている。何たって本書は〝開放のススメ〟なのだから。

そもそも〝幸せ〟って何？　そんなの、人の数だけある。別にえらくなるとか、金持ちになるとか有名になるとかばっかりじゃない。人それぞれ違うなんてことは誰だって知っている。

だから、怖れる必要も、恥ずかしがる必要もないんじゃない？　怖れる必要のないことを怖れ続けていることが、自分自身でみえていないとしたら、そんな人には言ってあげたい。「感覚を開放してみようよ」と。そうすればみえてくることもある。瞑想をしてみればいい。必ずみえてくることがあるから。

無理に外に出てみようとしなくたっていい。そこを目標にする必要なんてない。ただ、感覚を開放してほしいだけ。

ずっと家の中にいると、体も凝り固まってくる。体が凝り固まってくると心も凝り固まってくる。

そうしたら、散歩くらいするのが本当はいいんだけれども、外に出たくなかったら、5章で紹介した飛行機内体操くらい、やってみると役に立つと思う。

世の中の〝不特定多数の人達〟の底意地の悪さくらい、よく知ってる。私だって、嫌な目にくらい、さんざん遭って来ているから。でも、だからってできるだけ触れないようにふさぎ込んでいるのは、そういう人達のほんの一面しかみえていない。世の中には、弱い存在の力になってあげたいと思っている人はたくさんいる。もしかしたらみんなそうかもしれない。

私は、引きこもっている人の方がある意味信用できる、って思っているところがある。もしみんなが一様にお金だとか地位や名誉だとかを一斉に追い求めたらどうなるか。誰かが得をすれば必ず損をする。要領のいい人が得をするだけ。そんな競争から逸脱した人の方が、私は信用できる。本当に優しくてピュアなんだ。人の嫌がることをしたくないんでしょ？　卑怯な真似をしたくないんでしょ？　わかるよ。

でも、必ずあなたのことを好きな人がいる。信用してくれる人がいる。力になりたい人がいる。そのことはぜひ、みえてほしいと、心から思う。

6 "常識"に縛られるな！

彼女彼氏がいないとお嘆きのあなたに、蛇足ながらこんな話をお届けしたい。

海外では年齢の縛りは存在しない。少なくとも日本のような縛りというか、固定観念というか、そういうところに縛られているのは馬鹿らしいのでやめた方がいい。海外では歳の離れたカップルは珍しくない。

嫌らしい話だが、日本の円は貨幣価値が高い。そういう意味から日本に入り込みたい人々はまず数多く存在する。しかしそれだけではない。

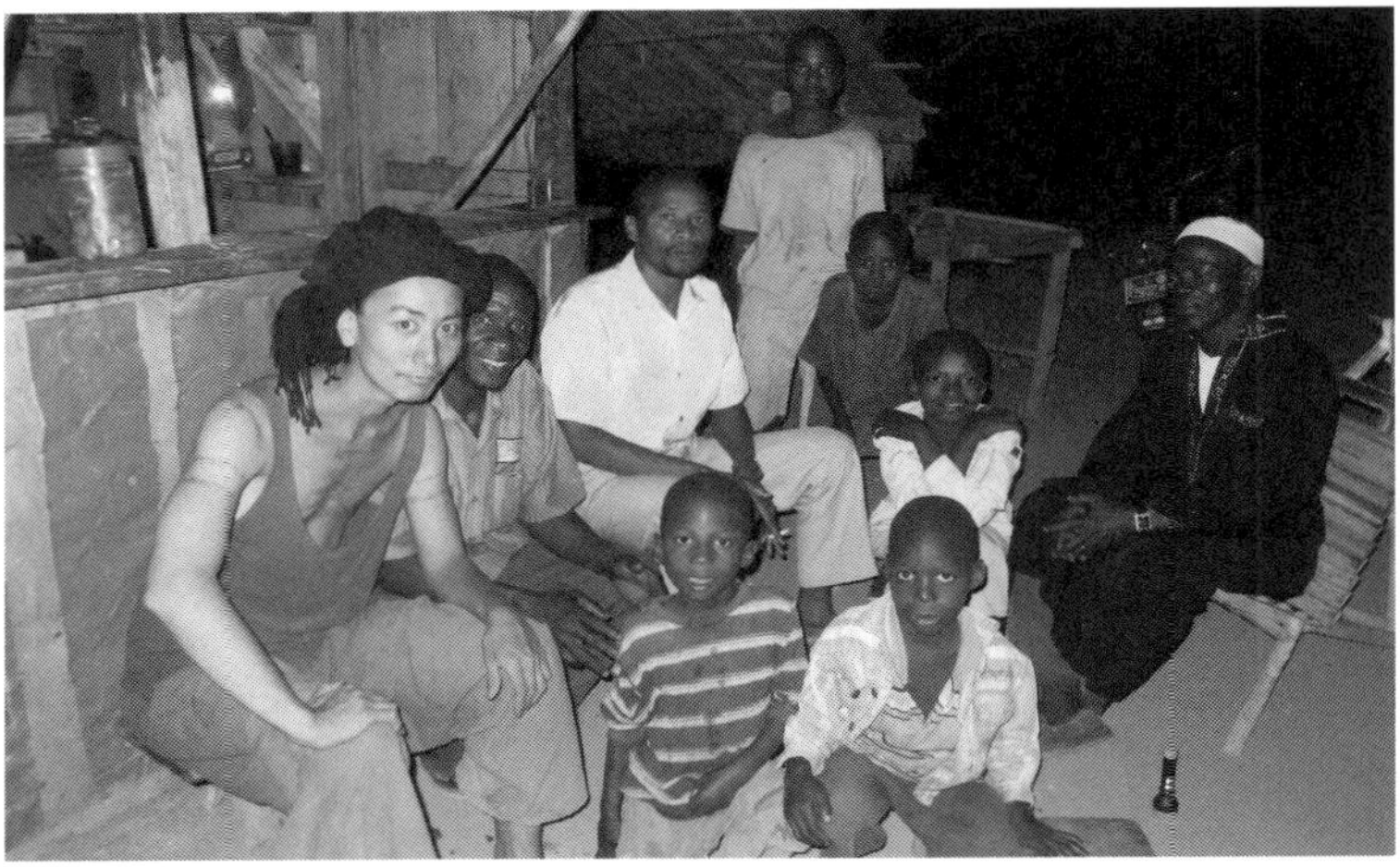

ギニアにて。

日本の文化や思想や国民性も、世界では賞讃されることが多い。

タイ北部を訪れた時、打楽器の修練を、ある気に入った山の中で行なっていた。当時1日300円ほどで借りられるバイクに乗って、毎日のように行っていた。

そこの近くで、ある一家に食事に招待された。料理の勉強になると思い、巧みにナイフを操る三姉妹の長女にタイ料理の秘密を習っていると、毛色の違うかわいらしい3歳くらいの子どもがいた。その子の父親のことを尋ねてみると、ヨーロッパから来た旅人とのこと。彼は国に帰ったまま、もう3年になる、とその逞しい長女は言った。まあ、あまりほめられた話でもないのだが、これも世界のリアルだ。

旅で会った日本のある方は、アジアの30歳も下の女性と結婚した。彼いわく、一番言語が上達する近道は〝ピロウトーク〟だそうだ。

みんな日本のビザが欲しいのだ。行きたいといってすぐ行ける国はあまり多くはない。日本の知り合いを作って、法的に準備してもらわないと許可されないケースもある。私の友達の才能あるタブラ奏者のネパール人もそうだった。

日本のパスポート最強説だってある。ある意味、ラッキーなんだ。この国に生まれたことは。

もう一度言いたい。歳なんて関係ない。外国ではお歳を召された方が普通に大学に行って新しいことを学んでいる。

貯金や財布の中身がその人自身を表していないと感じている人も、海外では日本よりたくさん存在する。

あなたの中にある〝常識〟、あなたを縛って苦しめているものなんて、ごくごく限定的なものなのだ。

そんなことは、何も世界に飛び出していろいろ経験を積まなくたって、みえるようになる方法はあるんだ。

⑦ いじめなんかについても思うこと

私も、海外ではいいことばっかりじゃない。嫌な思いもずいぶんさせられた。

自分の楽器が汚されたり、自分のパフォーマンスの場所の周りをわざと汚く見えるようにいたずらされたり。けど、精神力鍛えられるよ。

でも、間違っても人前で殴ったりしてはいけない。インターネット社会だから、どんな風に拡散されるかわからない。

某先進国で、ある、ねちっこく影でコソコソ悪口を言ってくるやつがいた、私は頭にきて。勝負しろと詰め寄った。すると彼はおもむろに自分のスマホで録画しだして、それを部屋の隅に置いて「よし、殴りたいのなら殴ってもいいよ。でもお前、これが証拠になるからブタ箱行きだよ。」だってさ。

どんだけ根性なしなんだと思ったよ。

まあ、海外どこへ行っても、もちろん日本でも、暴力をふるうことは考えない方がよさそうだ。

日本でも、いじめは一向になくなる気配がない。これを読んでいる中にもいじめで苦しめられている人がいるだろう。学校、職場、あらゆるところにいじめはある。

まずおすすめしたいのが、やはり〝心の開放〟だ。

いじめられている中で〝開放〟だなんて、考えもつかないだろう。でもだからこそ意味があることなのだ。

もちろんいじめを受け入れろ、なんて言うつもりはない。みえてほしいのだ。

学校とか職場とか、そんな狭い世界の中でごく限られた意地の悪い人の行ないを脅威に感じなきゃならないなんて馬鹿馬鹿しいことなんだ。ましてや死んだりしちゃ駄目だ。逃げてもいい。

そんな狭い世界と言われても、学生にとっては学校が世界のほとんどすべてであることは、誰でも経験があるからわかるだろう。でも、大人になってみるとわかる。大人になるだけで少しはみえてくるところもあるってことだ。

実はいじめの問題の大半は、「いじめられる者」でも「いじめる者」でもない「傍観者」が握っている気がするのは私だけだろうか。

私はこの「傍観者」にも、何より"心の開放"をおすすめしたい。

いじめを目の当たりにした時、それを阻止しようとしたら、今度は自分が「いじめられる側」になるかもしれない、……「傍観者」の心理はこんな所だろう。

こんなにみえていない行動もないだろう。そのまま、自分がいじめられる側に回らないように、媚びながらビクビクしながらやっていくことがどんなにつらくみじめなことか。

学生の時に「傍観者」だった経験のある方は、そのことを思い出してみてほしい。記憶から末梢しようとしているだろうからなかなか思い出せないと思うが、思い出してみれば、もの凄く嫌な思い出になっているはずだ。心の傷だ。そして誰にでも一つや二つ、このような思い出があるもんだ。

でも、「傍観者」が心を開放したらどうなるか？

必ず、誰かは「助けたい」と思う人間が出てくるはずだ。「助けたい」というのは、もの凄く正直な気持ち、それが表出されてくるということだ。

たった一人でも助けようとする人間が出てくるだけで、いじめられる者はそれ以上追い詰められなくなる。いじめとはそういうものだ。いじめられる者は助けようとしてくれる者の気持ちを知れるだけでいい。もう大丈夫なんだ。

心を開放すると、物事がよくみえてくるとともに、人と気持ちの交流ができるようになる。全員ととは言わないが、通じ合うべき人と通じ合えるようになるのだ。

海外では、私にも、力になってくれる人がたくさん現れた。損得勘定じゃなくたって、人は人を助けたいと思うんだ。

人が人の気持ちがわかるようになる、嫌いだった人の気持ちがわかるようになる、見知らぬ人の気持ちがわかるようになる、見知らぬ国の人の気持ちがわかるようになる……〝心の開放〟によってそんな風になっていったら、この世界はどうなると思う？

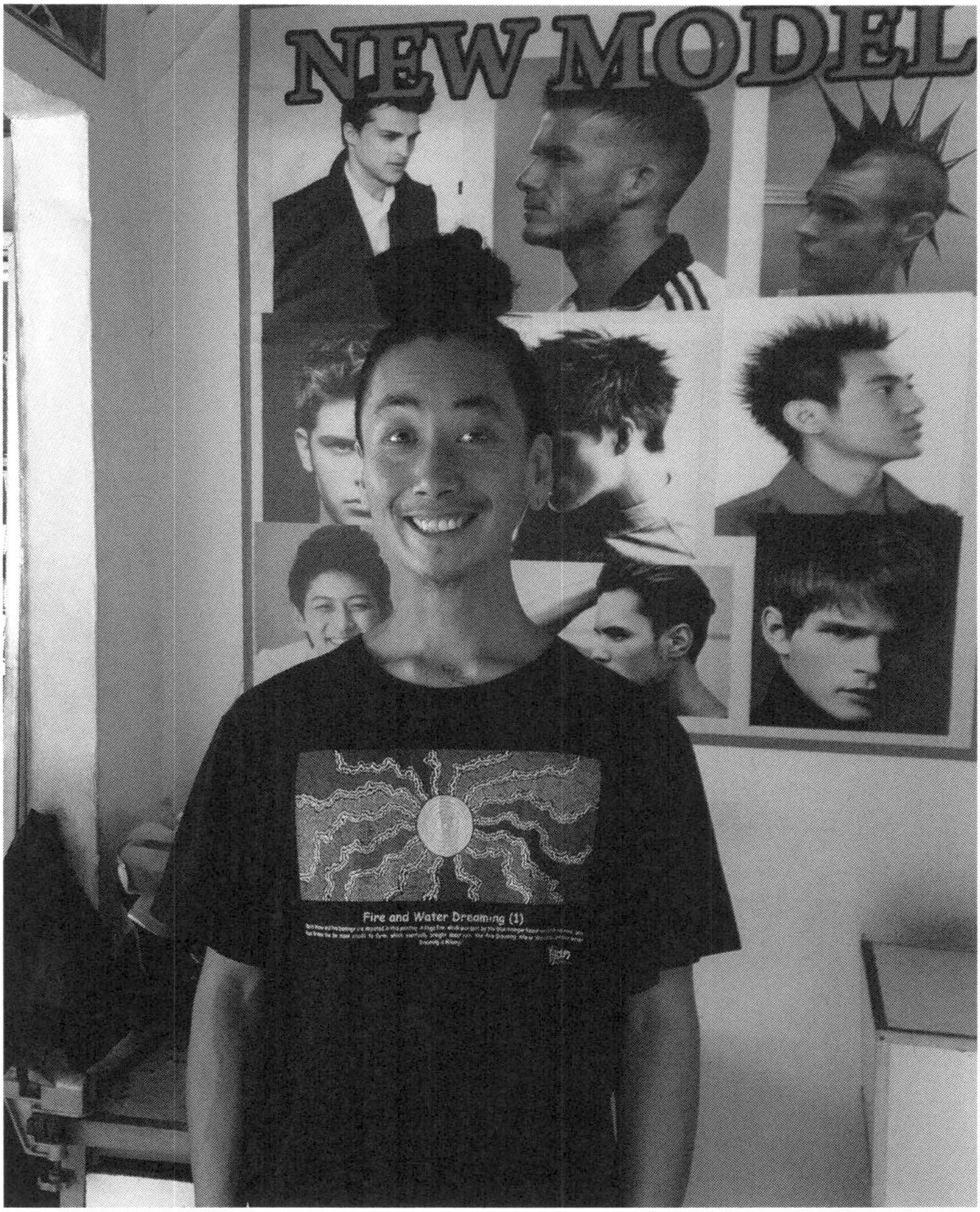
NEW MODEL
Fire and Water Dreaming (1)

CD 収録トラック

トラック 1	Prologue	0:42
トラック 2	瞑想音 1	10:52
トラック 3	瞑想音 2	10:36
トラック 4	瞑想音 3	10:48
トラック 5	Bonus track 1	3:32
トラック 6	Bonus track 2	2:21

▷トラック 1 は耳慣らし、トラック 5、6 はお気軽に音楽としてお楽しみ下さい。
トラック 2 ～ 4 が瞑想用の音です。イヤホン、スピーカー等聴き方は問いませんので、可能な方法で音を聴きながら、楽な姿勢で瞑想して下さい。（体勢は自由、目を閉じるか開くかも自由です）

▷「瞑想音」は瞑想用としてそれぞれ 10 分超を収録しておりますが、それ以上の時間を希望される場合は、それぞれのトラック単位でのループ再生設定をして下さい。
全トラックを通して聴くことで瞑想に供するのも可能です。

▷ボリュームの上げ過ぎには十分ご注意下さい。

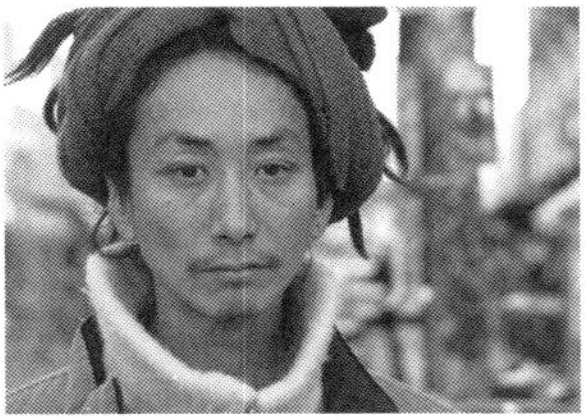

著者プロフィール

星 祐介（ほし ゆうすけ）

1981 年千葉県生まれ。インドリシケシュヨガ教師福利協会登録教師。音楽とヨガによる「星ヨガ」を提唱。ディジュリドゥ、パーカッション、ギター奏者として世界 30 か国以上で音楽演奏活動。

現在は 10 年におよぶ海外武者修行を終え、日本を拠点に、世界各国での星ヨガクラスと音楽ライブを精力的に行なっている。

装幀：梅村 昇史

本文デザイン：中島 啓子

重低音と倍音が心を洗う CD ブック

聴くだけ瞑想 アボリジニの超絶民族楽器 ディジュリドゥを体感しよう！

2019 年 11 月 30 日　初版第 1 刷発行

著　　者	星 祐介
発 行 者	東口 敏郎
発 行 所	株式会社ＢＡＢジャパン
	〒 151-0073 東京都渋谷区笹塚 1-30-11 ４・５F
	TEL　03-3469-0135　　FAX　03-3469-0162
	URL　http://www.bab.co.jp/
	E-mail　shop@bab.co.jp
	郵便振替 00140-7-116767
印刷・製本	中央精版印刷株式会社

ISBN978-4-8142-0243-0　C2077

BOOK Collection

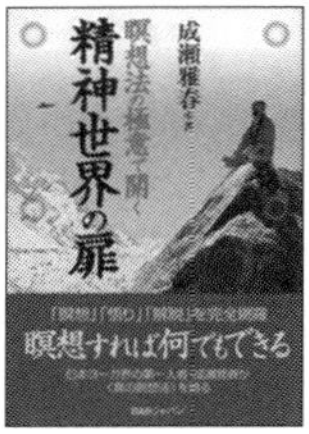

瞑想法の極意で開く **精神世界の扉**

瞑想すれば何でもできる精神世界という宇宙へつながる扉が開く

「瞑想」「悟り」「解脱」を完全網羅! 成瀬雅春師が〈真の瞑想〉を語る。■目次:瞑捜編（瞑想とは何か・サマーディへの階梯・瞑想の実践法・制感の実践法）／瞑想編（観想の実践法・瞑想の実践法・他）／究極編（聖地への道程・瞑想法の極意・究極の瞑想・他）／系観瞑想／特別対談　角川春樹×成瀬雅春

●成瀬雅春 著　●四六判　●320頁　●本体 1,600 円+税

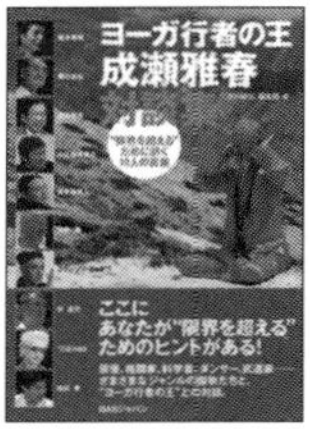

ヨーガ行者の王 **成瀬雅春 対談集**

“限界を超える” ために訊く 10 人の言葉

“ヨーガ行者の王” 成瀬雅春。各界選りすぐりの達人たちとの超絶対談集!　■対談者：第1部　表現者との対話［榎木孝明、TOZAWA］／第2部　格闘者との対話［平直行、小比類巻貴之、増田章］／第3部　求道者との対話［柳川昌弘、日野晃、フランソワ･デュボワ］／第4部　研究者との対話［武田邦彦、苫米地英人］

●「月刊秘伝」編集部 編　●四六判　●280頁　●本体1,500円+税

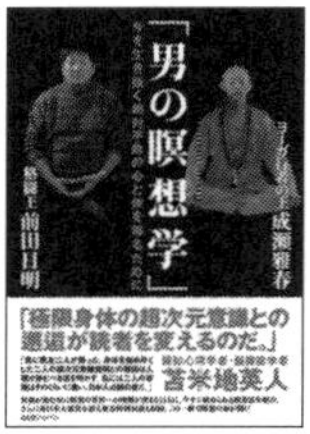

今を生き抜く絶対不敗の心と体を得るために **「男の瞑想学」**

瞑想世界を読み解く対話から、すぐに体験できる瞑想法の指導までがこの一冊に!　あの時、何もできなかったのはなぜか？どうして、いま決断ができないのか？　見えない未来を恐れ、いまを無駄にしないために必要なこととは何か。闘う男格闘王・前田日明とヨーガ行者の王・成瀬雅春の対話から見えてきたのは、今を生き抜くために必要な男の瞑想学だった。

●「月刊秘伝」編集部 編　●四六判　●186頁　●本体 1,300 円+税

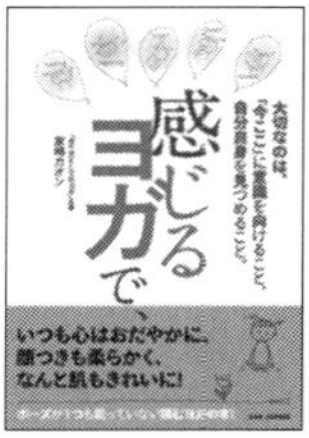

大切なのは「今ここ」に意識を向けること、自分自身を見つめること。

感じるヨガで、

いつも心がおだやかに、顔つきも柔らかくなり、なんと肌もキレイに!　ヨガとは、頑張ってポーズをとることだけではない。大切なのは、自分を見つめ、「感じる」ことを意識すること。そして、自分のことを深く知ること。日常生活のなかで「感じる」ことを取り戻し、「ヨガ的」な生き方ができるようになると不思議なほど心が軽くなり、毎日が味わい深く、楽しくなります。そして、自分を誇らしく思う気持ちと自信を持てるようになります!

●家崎カオン 著　●四六判　●192頁　●本体1,400円+税

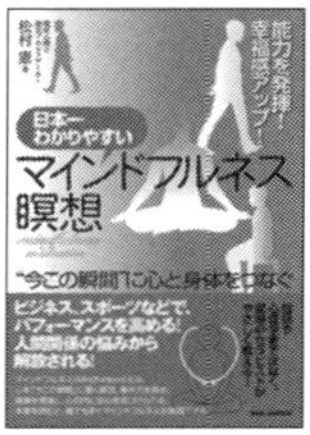

日本一わかりやすい **マインドフルネス瞑想**

ビジネス、スポーツなどで、パフォーマンスを高める!　人間関係の悩みから解放される! マインドフルネス（Mindfulness）とは、心を「今この瞬間」に置く瞑想です。「呼吸を見つめる瞑想」「歩く瞑想」「音の瞑想」「食べる瞑想」等で効果を実感でき、集中力を高め、健康を増進し、心の内に安心を見つけられるようになります。本書を読むと、誰でもすぐマインドフルネスが実践できます。米国グーグル社の社員研修にも採用される、今、注目のマインドフルネス。僧侶や心理学者ではなく、現場のセラピストがやさしく教えます。

●松村憲 著　●四六判　●216頁　●本体1,300円+税

BOOK Collection

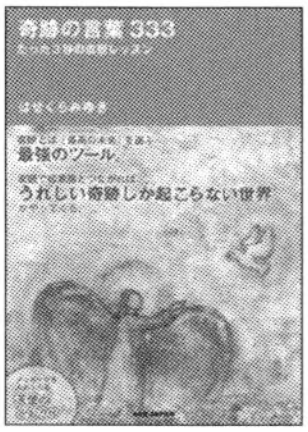

奇跡の言葉 333

～たった3秒の直観レッスン～

直観とは「最高の未来」を選ぶ最強のツール。直観で超意識とつながれば、うれしい奇跡しか起こらない世界がやってくる。この本は、やすらぎと希望が湧き上がり、奇跡を呼び込むための、さまざまなコトダマとアファメーションが 333 個、載っています。その言葉を選びながら、直観力を高めていこうというものです。**メッセージを入れられる天使のしおり付**

●はせくらみゆき 著　●四六判　●368頁　●本体1,400円+税

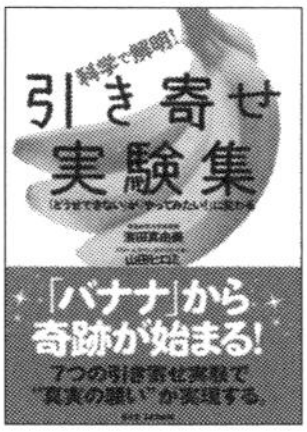

科学で解明! 引き寄せ実験集

「バナナ」から奇跡が始まる!

あなたが、本当に“引き寄せ”たい願いは何ですか？　お金、恋人、結婚、仕事、幸せな人生…etc　著者は 20 年以上、「引き寄せ」を実践し続けている 2 人。「引き寄せ」とは、急にあらわれるものではありません。実は、毎日の生活の中に当たり前のように溢れています。この本の 7 つの引き寄せ実験を通して、あなたが叶えたい真実の願いが分かり実現します!

●濱田真由美、山田ヒロミ 著　●四六判　●208頁　●本体1,400円+税

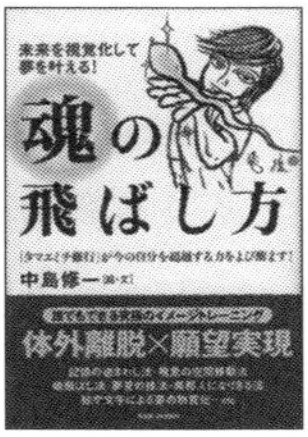

未来を視覚化して夢を叶える！

魂の飛ばし方

タマエミチトレーニングというちょっと不思議な修行で世界が変わる!　自分が変わる!面白いほど夢が叶う究極のイメージトレーニング法。記憶の逆まわし法・視覚の空間移動法・魂飛ばし法・夢見の技法・異邦人になりきる法・絵や文字による夢の物質化など、誰でもできる究極のイメージトレーニングで体外離脱×願望を実現。

●中島修一 著　●四六判　●192頁　●本体1,400円+税

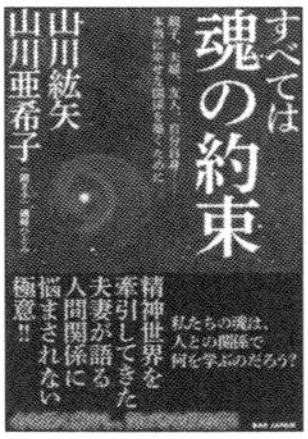

すべては魂の約束

親子、夫婦、友人、自分自身―本当に幸せな関係を築くために

あなたの魂は何をしようと望んで生まれてきたのでしょうか。これから何を果たそうとしているのでしょうか。私たちの魂は、人との関係で何を学ぶのだろう？　精神世界を牽引してきた夫婦が語る人間関係に悩まされない極意!!　心を深く癒し、気づきを得る書!　――すべては生まれる前から決まっていた。魂を輝かせるための約束――

●山川紘弥・山川亜希子 著／磯崎ひとみ 聞き手：　●四六判　●256頁
●本体1,400円+税

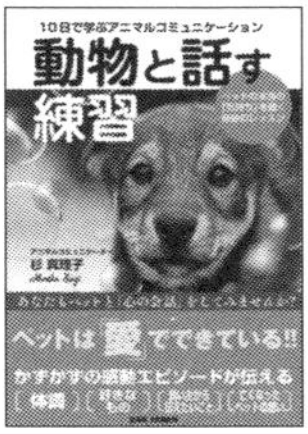

動物と話す練習

10日で学ぶアニマルコミュニケーション

『ペットの本当の「気持ち」を聞く奇跡のレッスン』　多くの飼い主さんは、アニマルコミュニケーションを人間同士のおしゃべりのようにイメージなさっていますが、ちょっと違います。感覚器官である五感や第六感をすべて使って「感じる」ことを言葉に変換して伝えます。動物の思いが直接心に届き、その「ふわっとしたエネルギー」を瞬時に日本語に置き換える……というようなものです。

●杉真理子 著　●四六判　●248頁　●本体1,400円+税

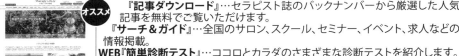